SUPERFOODS

SUPERFOODS

BLANCA HERP

© 2017, Blanca Herp
© 2017, Redbook Ediciones, s. l., Barcelona

Diseño de cubierta: Regina Richling
Diseño interior: Primo Tempo

ISBN: 978-84-9917-445-7
Depósito legal: B-4.495-2017

Impreso por Sagrafic, Plaza Urquinaona 14, 7º-3ª 08010 Barcelona
Impreso en España - *Printed in Spain*

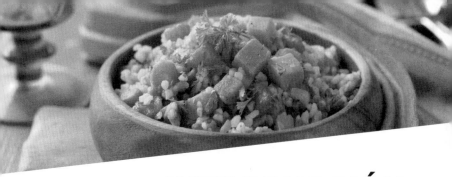

INTRODUCCIÓN

¿Cómo comenzaron los superfoods? A principios del siglo pasado, ya se hablaba de súpercomida en los países anglosajones, para describir «alimentos ricos en nutrientes y especialmente beneficiosos para la salud y el bienestar». Hoy sabemos que se trata de una palabra genérica de la que se ha abusado, sobre todo por parte de la industria de la alimentación. Pero los auténticos superfoods, los verdaderos superalimentos, más o menos conocidos, siguen ahí, a punto de que hagamos un buen uso de ellos. Así que nos hemos propuesto en este libro repasar todos esos alimentos de gran poder nutritivo y que a la vez son muy saludables. Bastantes hortalizas y frutas os sonarán familiares, en cambio bastantes otras son prácticamente nuevas entre nosotros. Y no sólo frutas y hortalizas: tenemos algas, endulzantes, setas de la larga vida… En conjunto, un nutrido grupo de superalimentos que podemos incorporar con facilidad a nuestra dieta, dando forma a este nuevo y saludable estilo de vida.

Alto valor nutritivo

Son un grupo de alimentos que concentran un elevado valor nutricional, hoy bien conocido: aminoácidos, enzimas, ácidos grasos esenciales y micronutrientes y fitoquímicos en general. La gracia es que muchos de ellos encierran todas sus virtudes en la forma de un alimento a menudo pequeño y –en general– moderado en calorías.

A menudo llegan a las tiendas en forma de semillas molidas o alimentos deshidratados, en prácticas bolsas para añadir al tazón del desayuno. Es el caso, por ejemplo, de los «Despertar de Buda» o de combinaciones supernutritivas que Natur Green, Mundo Arco Iris… y la mayoría de empresas de dietética hoy nos ofrecen.

Siempre ecológicos

Todos estos alimentos los elegiremos siempre crudos y de la agricultura ecológica.

Los alimentos ecológicos son igualmente «biológicos» y «orgánicos». Es decir, se trata de tres palabras para describir productos libres de restos de pesticidas, o fertilizantes de la química de síntesis, metales pesados, nitratos… y más ricos en antioxidantes (vitaminas, polifenoles, flavonoides…) y fitonutrientes en general.

También hay que tener en cuenta que en el libro recogemos algunos superfoods, como el babobab, pero son alimentos más necesarios en las bio regiones de origen, en este caso los países africanos, que en nuestras cocinas.

De todas formas, una de las ventajas de todos estos alimentos está en que todavía no proceden de cultivos intensivos, y por tanto conservan su riqueza nutritiva libre de tóxicos.

La cocción

En la medicina naturista tradicional se ha venido dando desde siempre una destacada importancia al equilibro entre comidas crudas y cocidas. Hoy se ha convertido en tendencia, con la aparición de las propuestas de la cocina «raw food» (cruda). La importancia y el valor de los alimentos crudos es hoy bien conocida; se sabe que, si calentamos los alimentos por encima de 41 o 42 ºC, comienzan a perder propiedades, valor nutricional y la energía que aportan. Se reduce el contenido en vitaminas, antioxidantes en general y, sobre todo, los valiosos enzimas, ya que son muy sensibles al calor. La alimentación con superfoods favorece y anima este mayor equilibrio entre platos crudos y cocidos. De hecho, prácticamente todos los superfods nos llegan crudos y muy

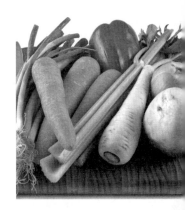

poco procesados. Contrastan con una gran mayoría de alimentos convencionales que nos ofrece la industria que el organismo ha de asimilar con un enorme gasto de energía, a menudo mayor de la que aportan.

Por eso vale la pena elegir alimentos como los superfoods, que además de ser ricos en micronutrientes, poseen en muchos casos valiosas propiedades para prevenir el cáncer y son también un protagonista ideal para en las técnicas anti envejecimiento.

El valor ORAC de los alimentos

Para que aprendamos a valorar mejor el potencial de los alimentos saludables se ha establecido el índice ORAC (Oxygen Radical Absorbance Capacity), es decir, la capacidad de absorción de radicales de oxígeno. Se trata de unas pruebas de laboratorio que permiten cuantificar la capacidad que tiene un alimento para «apagar la reactividad» que tienen los radicales libres.

El método se basa en la medición de la fluorescencia de una molécula a la que se le somete a la acción de un generador de radicales libres. A medida que la molécula fluorescente es atacada y dañada por los radicales va perdiendo su fluorescencia. La labor de los antioxidantes es la de proteger la molécula, y, cuanta más capacidad antioxidante tiene un compuesto o alimento, más se preserva la capacidad de emitir luz de la molécula en cuestión.

El valor permite conocer asimismo otros datos, como el contenido y actividad compuesta de los polifenoles. De todas formas, conviene tener en cuenta asimismo otros factores, como la facilidad de absorción y la biodisponibilidad de los contenidos de cada alimento,

ALGUNOS VALORES ORAC

Clavo de olor	314446
Canela	267536
Orégano	200129
Cúrcuma	159277
Cacao	80933
Comino, semillas	76800
Perejil seco	74349
Albahaca	67553
Curry	48504
Salvia	32004
Jengibre	28811
Pimienta	27618
Tomillo	27426
Nueces pecanas	17940

Bebidas y superfoods

Hoy los superfoods están de moda gracias a los hallazgos de los grandes fitiquímicos que contienen. También por la necesaria búsqueda de alimentos más saludables y ricos en nutrientes que los que se ofrecen de forma más convencional en el mercado. También por la comodidad que supone añadir una chispa vigorizante a nuestros platos habituales... y también por la llegada de los nuevos extractores de jugos, que nos permiten, por un lado, preparar increíbles combinaciones de frutas y hortalizas, y por el otro, complementarlas con alguno de estos fantásticos superfoods. Tanto si los incluimos en el momento del licuado, como si los añadimos después, estamos ante una auténtica revolución dietética: hoy la alimentación señala un cambio en la aventura humana, en la que los superalimentos tienen un lugar protagonista.

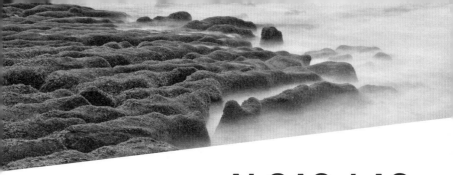

ALGAS, LAS VERDURAS DEL MAR

Hay 122 géneros y unas 4.000 especies de algas, de las cuales muchas son comestibles. En la cocina tradicional de Japón desempeñan un papel central, equivalente al de las verduras y hortalizas en la cocina europea. Entre nosotros, las algas son un auténtico superalimento. Las utilizaremos como verduras del mar, aunque las hay de lago también muy interesantes.

Las algas son un tesoro en minerales y oligoelementos y una bendición para nuestros huesos, para el control de peso y como aporte nutricional para el organismo. En los países que consumen algas con asiduidad, como en el Japón, la población es de las más sanas, vigorosas y longevas del planeta. La función antienvejecimiento de las algas (pardas y rojas, sobre todo) es debida a los antioxidantes polifenoles, los carotenoides y las vitaminas E y C.

Vitalidad marina

Las algas son también ricas en ácidos grasos esenciales, enzimas y fosfolípidos, y sus sabores nos resultan cada vez más familiares, como los de las algas **arame, dulse, espagueti de mar**, **hiziki**, **kombu** (o kelp), **nori** y **wakame**. Y el alga **agar-agar** es un excelente gelificante natural.

Entre las algas de lago más conocidas hay tres que podemos obtener en forma de suplemento: el alga **clorella**, la **espirulina** y el **alga verdiazul del lago Klamath**.

■ **Ricas en minerales y vitaminas.** Las algas poseen un importante efecto remineralizante; contienen más de un 25% más de minerales que la leche, aunque virtualmente no aportan calorías. Destaca su contenido en fósforo, hierro, manganeso, fosfato y yodo. Este último, que las algas contienen en cantidad, es difícil de obtener de cualquier otra fuente que no sea el mar.

Además de ser una buena fuente vegetal de proteínas, las algas son también muy ricas en vitaminas: A, B1, B2, C, D3 E, K, y en menos cantidad la vitamina B12, que difícilmente se obtiene con alimentos de origen vegetal. En otras palabras, las algas constituyen un alimento regenerador de los músculos, huesos, sangre y del sistema nervioso y ayudan a fortalecer el sistema inmunitario. Contienen también ácido algínico, sustancia que ayuda a combatir y eliminar toxinas del organismo de forma natural.

■ **Clorofila.** Todas las algas contienen clorofila y llevan a cabo la fotosíntesis según la cantidad y la calidad de luz disponible. A mayor profundidad, la luz solar penetra con más dificultad. A más de 15 metros de profundidad, todas las longitudes de onda larga (luz roja) son absorbidas por el agua, quedando sólo las longitudes de onda de tipo corto (luz verde o azul). El color del mar tiene que ver con esto.

Los vegetales marinos —y en eso no se parecen a sus semejantes terrestres— crecen más abundantemente en aguas frías y durante el invierno. Y, según la profundidad, las algas pueden ser verdes, marrones o rojas. En general, el alga verde crece en aguas poco profundas, la roja crece en las zonas más profundas y la marrón crece en el nivel intermedio.

■ **Alimento «antiaging».** Las algas poseen efectos beneficiosos sobre el crecimiento, maduración y conservación de las células, por eso se utilizan en los tratamientos contra la celulitis, el envejecimiento de la piel y la caída del cabello. Los preparados de algas en forma de harina para sopas están muy indicados como reforzante para los niños, en los desarreglos circulatorios (varices), el reumatismo, la caída del cabello y la debilidad de uñas.

Conservación y utilización

En España hay bastantes variedades de algas, y conviene poner énfasis en el uso de las más locales, que se encuen-

---

PARA LA SALUD. LAS ALGAS NOS AYUDAN A...

1) Reforzar y remineralizar nuestra estructura ósea.

2) Contrarrestar la contaminación electromagnética por el excesivo uso de aparatos eléctricos (ordenadores, teléfonos móviles, microondas...)

3) Producir en la sangre un efecto alcalinizante.

4) Depurar nuestro sistema circulatorio de los efectos ácidos de la dieta moderna.

5) Disolver grasas, colesterol y depósitos de mucosidad que aparecen en el cuerpo por un exceso de grasas saturadas y productos lácteos.

6) Nutrir y reforzar el sistema nervioso.

7) Reforzar nuestro sistema inmunitario.

tran sobre todo en el Norte (Galicia, Cornisa cantábrica) y en zonas próximas de Francia e Inglaterra). El sistema de secado que se usa actualmente permite preservar la totalidad de sus componentes y propiedades.

Las algas se conservan bien en un lugar fresco y seco (pueden guardarse en recipientes herméticos) y han de ponerse en remojo antes de ser utilizadas. Los tiempos de remojo también cambian, según la textura del alga. Siempre se lavarán rápidamente bajo el grifo con agua fría y luego se dejan en remojo el tiempo recomendado.

Hay algunas algas que, por su delicado sabor y textura, pueden consumirse después de remojar, haciéndolas muy versátiles, ya que se pueden añadir al final de toda clase de platos. Son: wakame, dulse y arame.

En la cocina

Como alimento, estas «verduras del mar» son muy convenientes y aconsejables y convendría consumirlas a diario. Pero poseen sabores que a veces pueden resultar chocantes, así que podemos acostumbrar el paladar poco a poco, introduciendo pequeñas cantidades en muchas de nuestras recetas caseras. Bien cocinadas, las algas combinan muy bien con cereales, legumbres y ensaladas en general. No es necesario utilizar más de una o dos en una comida. La variedad se obtiene con el uso frecuente, no con un exceso en un día determinado.

La cantidad por persona y por comida puede ser de una o dos cucharadas.

Hay múltiples formas de integrar las algas a los platos que acostumbramos cocinar a diario: sopas, caldos, estofados, cocidos paellas, ensaladas, platos con cereales o leguminosas salteados, con proteínas, fritas, en gelatinas, ¡incluso para postres!

ALGAS EN CASA

Agar-agar

Es una sustancia gelatinosa obtenida de las algas de los géneros *Gelidium, Euchema y Gracilaria*. Es diurética y se utiliza principalmente como gelificante, tanto para obtener gelatina como en postres. Es ideal para sustituir con ventaja y de forma natural las hojas de gelatina convencionales. Es mejor no consumirla a diario (puede producir diarrea en personas con intestinos débiles). Va bien para personas que quieran perder peso y con problemas de estreñimiento.

Remojo: 10 minutos, pero no es imprescindible. *Cocción:* 7-10 minutos si vas a utilizarla como gelatina. Debe deshacerse hasta convertirse en líquido. *Se usa en recetas de:* ensaladas, mermeladas, gelatinas dulces y saladas, flanes, jaleas.

Arame

Esta alga (*Eisenia bicyclis*) posee un alto contenido de manitol, un azúcar natural sin calorías, presente en muchas algas marrones. Es especialmente rica en yodo y calcio. Puede añadirse a las ensaladas, salteados de verduras o a las proteínas vegetales. O también, si se cocina ligeramente, se puede incluir en toda clase de platos.

Remojo: 5 minutos, pero no necesita. *Cocción:* puede comerse cruda, pero está más buena si la cueces unos minutos. *Se usa en recetas de:* ensaladas, salteados con verduras, sopas, canelones, platos con seitán, con tofu, con tempeh, rollitos de primavera, con pasta, con cereales...

Cochayuyo

Esta alga (*Duvillaea antarctica*) se la conoce también como «la legumbre del mar». Predomina en algunas zonas de Nueva Zelanda y, sobre todo, de Chile: el cochayuyo ha formado parte durante siglos de la dieta de los mapuches y hoy es un ingrediente de la gastronomía chilena.

Contenido y virtudes. El cochayuyo es un alga marina de gran tamaño que puede llegar a alcanzar los 15 metros de longitud y contiene un gran aporte nutritivo. Es

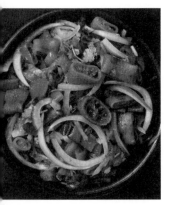

rica en minerales y oligoelementos como el hierro, calcio, magnesio, azufre y, sobre todo, yodo. En épocas de cansancio o agotamiento crónico, la gran cantidad de minerales, proteínas y oligoelementos que contiene ayuda a tonificar el organismo.

Posee propiedades depurativas, debido a su contenido en cisteína (desintoxicante, quelante y protector hepático) y ácido algínico (depurativo y quelante de metales pesados).

Fibra. El cochayuyo es recomendable en dietas de control de peso. Es bajo en grasas y rico en fibra, posee un efecto saciante y ayuda a controlar el colesterol. Es igualmente ideal en caso de estreñimiento, gracias a su altísimo nivel de fibra (47,5 g por 100 g), lo que permite regular las funciones intestinales del tracto digestivo, reducir la acidez o reflujo y mejorar la digestión. Sus mucílagos atrapan los ácidos y ayudan a eliminar su exceso. Contiene además proteínas de buen valor biológico (en torno a 11,26 g por 100 g) y también todos los aminoácidos esenciales.

Dado su elevado contenido de sodio (3.460 mg/100 g), su consumo no está aconsejado en caso de hipertensión y, por su alto aporte de yodo, en personas que sufren de hipertiroidismo.

En la cocina. Es de consistencia carnosa y firme; su intenso sabor recuerda mucho al mar. A trocitos pequeños y salteada es ideal para sopas, estofados, paellas y todo tipo de pasta.

Paella vegetariana. El alga cochayuyo es muy fácil de preparar. Se suele consumir cocida, hirviéndola durante quince o veinte minutos y dejándola escurrir. Seguidamente ya estará lista para incorporarla en ensalada, sopa, estofado o como ingrediente estrella de una paella vegetariana a la marinera.

Dulse

Es el alga (*Palmaria palmata*) más popular del Atlántico norte; en los países escandinavos se viene usado como alimento desde hace miles de años. Es un alga roja secada al aire y clarificada, que se utiliza para condimentar sopas y otros platos; tiene una textura muy suave, con un particular gusto picante. Es rica en hierro y casi no requiere remojo (1-2 minutos son suficientes) y conviene no excedernos porque se deshace enseguida (algunas variedades requieren más tiempo de remojo).

Remojo: 2 minutos, escurrir y cortar. *Cocción:* puedes comerla cruda. *Se usa en recetas de:* ensaladas, sopas, potajes, con cereales, con verduras, con legumbre, fritas, en salsas.

Espagueti de mar

Los espaguetis de mar (*Himalnthalia elongata*) también son muy ricos en hierro y versátiles en la cocina (15-20 minutos de remojo). Se tira el agua y se cocinan con un fondo de agua nueva durante unos 20 minutos más. Se pueden condimentar, por ejemplo, con unas gotas de salsa de soja y jugo concentrado de manzana.

Ya cocidos se pueden integrar en muchísimos platos: con pasta, paellas de cereales, toda clase de verduras (salteados, estofados, papillote, al vapor…) y en ensaladas y recetas con proteínas vegetales. También podemos servirlos a diario, basta con añadir 2-3 cucharadas soperas de alga ya cocida a nuestro plato. Son también muy ricos en hierro, potasio y vitamina C.

Remojo: 30 minutos. Cocer antes de cortar. *Cocción: variedad gallega:* 30 minutos. *Variedad inglesa:* 40 minutos. *Variedad japonesa:* 45-60 minutos. *Se usa en recetas de:* cereales, estofados, para cocer legumbre, potajes, con seitán, tofu, tempeh, picles, en salsas, caldos y consomés.

Hiziki

Las hiziki (*Sargassum fusiforme*, *Hizikia fusiforme*) son una variedad de alga menos conocida en nuestro país, pero muy consumida en Japón y en China.

Es un alga sumamente rica en nutrientes: proteínas, minerales (hierro, fósforo, yodo y potasio), vitaminas del grupo B y oligoelementos. Sus filamentos negros tienen un sabor fuerte y es asimismo muy rica en calcio. Tiene el poder de fortalecer el pelo y de tonificar la piel: en Japón se la considera un secreto de belleza. Su gran poder remineralizante la aconseja, en pequeñas cantidades, en la dieta infantil y juvenil (especialmente en época de crecimiento), y también en caso de embarazo, osteoporosis o durante las convalecencias.

Remojo: 20-30 minutos. *Cocción:* 30 minutos como mínimo. *Se usa en recetas de:* ensaladas, salteados con verduras, pasta, cereales, seitán, con tofu, tempeh y estofados.

Kombu o kelp

Denominación genérica que comprende diversas clases de algas laminarias (*Macrocystis pyrifera*, *Saccharina japónica*) de color pardo: la gallega, la británica y la japonesa, entre otras. Crecen en aguas profundas y frías, y forman cintas de hasta veinte metros de longitud. El alga kombu puede conseguirse en muchísimas variedades y texturas.

Puede encontrarse en las tiendas de productos dietéticos bajo diversas presentaciones: a tiras (*natto*), escabechada en vinagre de arroz y desecada (*tororo*) y en polvo (*kombu-ko*). Es una de las algas más consumidas.

Contenido y virtudes. Rica en yodo y en ácido glutámico. Es también rica en los ácidos algínico y algénico (depurador intestinal) y glutámico (ablanda las fibras de otros alimentos, especialmente las legumbres) y favorece la absorción de nutrientes en el organismo.

El alga kombu es eficaz contra la colitis y sirve para limpiar los intestinos de forma natural, estimula el sistema linfático y la circulación sanguínea y evita la hipertensión y la gota. También se recomienda para tratar la artritis, los desequilibrios glandulares, las enfermedades pulmonares y cardiovasculares, en caso de alopecia, resfriados frecuentes y trastornos del metabolismo (contribuye a una óptima asimilación de nutrientes).

En casa. Es el alga más dura, por lo que se recomienda en platos de cocción larga: caldos, sopas, legumbres y proteínas vegetales, estofados, etc. Normalmente se añade entera en todas las cocciones, y a mitad de la cocción se saca y se corta en tiras finas que se vuelven a añadir.

Como «kelp» se conoce también la combinación de diferentes algas marinas (*Ascophyllum y Laminaria*), molidas, desecadas y mezcladas con sal marina, que se emplea para sazonar las comidas.

Remojo: 30 minutos. Cocer antes de cortar. *Cocción: variedad gallega:* 30 minutos. *Variedad inglesa:* 40 minutos. *Variedad japonesa:* 45-60 minutos. *Se usa en recetas de:* cereales, estofados, para cocer legumbre, potajes, con seitán, tofu, tempeh, picles, en salsas, caldos y consomés.

Nori

Una vez recogida, el alga nori (*Porphyra species*), se lava y se mezcla, obteniendo una especie de pasta densa que se extiende en pequeñas cantidades para su secado sobre esteras de bambú. Así es como se obtienen las delicadas hojas. Posee un elevado contenido en proteínas, grandes cantidades de vitaminas C y B1 y es especialmente rica en vitamina A. Es también rica en minerales y proteínas. Contribuye a reducir el colesterol nocivo, favorece la digestión, combate la mala circulación sanguínea y fortalece las uñas y el cabello. La hoja de nori se tuesta brevemente por su parte rugosa hasta que toda su superficie cambia a color verde claro brillante.

Se utiliza como snack, para acompañar sopas y cremas de cereales, o en los populares rollitos tipo sushi.

Remojo: no hace falta remojo. *Cocción:* 5-10 segundos para tostarla. 5-8 minutos para convertirla en puré. *Se usa en recetas de:* sushi, en salsa, en sopas, cremas, purés, con pasta, fritas, como apertivo.

Wakame

El alga wakame (*Undaria pinnatifida*) es nativa de las aguas japonesas, aunque una planta similar, la «alaria», conocida comúnmente en inglés como wing kelp, se encuentra en aguas atlánticas. Se considera un alga marrón, y seca se puede confundir por alga kombu, aunque al remojar las dos veremos su diferente consistencia.

Es muy rica en calcio y contiene altos niveles de vitaminas B y C, yodo y proteínas.

También tiene la propiedad de ablandar las fibras de los alimentos con los que se cocina. Su tiempo de remojo es aproximadamente de 3-4 minutos. Se puede incluir en muchos platos: sopas, cremas, platos de verduras, ensaladas, cereales, pasta o también cocinada con proteínas vegetales. *Remojo:* 3 minutos, escurrir y cortar. *Cocción:* Puedes comerla cruda. *Se usa en recetas de:* ensaladas, sopas, potajes, para cocer legumbre, estofados, con verduras, en salteados, en salsas

ALGAS DE MAR Y LAGO

Espirulina

La espirulina es un alga azul (*Spirulina platensis, Spirulina maxima*) que vive en lagos salados de aguas alcalinas y calientes (de 25 a 40 °C), poblados, habitualmente, por flamencos rosados. Estas aves se alimentan de espirulinas y las transportan con sus plumas y en sus picos. A su vez, abonan las espirulinas con sus excrementos.

Redescubierta. Esta microalga de forma espiral tiene una larga historia. Desde tiempo inmemorial, las mujeres kanembu del nordeste del Chad las han recogido en forma de caldo verde, en la superficie de los mares salados. Este caldo se deseca y se consume en forma de tortas.

La espirulina era desconocida en Europa hasta que la descubrió el botánico Jean Léonard en 1967 recorriendo los mercados indígenas en Chad. En la actualidad se cultiva en todos los continentes, incluso en China, en el agua de mar y también en circuitos integrados autónomos. La otra variedad de espirulina es la de México, en donde se descubrió fortuitamente en las aguas del lago Texcoco (se cree que hibernaba allí durante siglos).

Riqueza nutritiva. Esta alga es uno de los alimentos naturales más ricos en sustancias vitales: vitamina B12 (con 10 g se cubre el 533% de la dosis diaria recomendada, lo cual permite cubrir ampliamente las necesidades de los vegetarianos); el antioxidante betacaroteno o provitamina A (unas 15 veces más que las zanahorias); hierro, ácido gamma-linolénico, manganeso, cobre…

Es dos veces más rica en vitamina E que el germen de trigo y con tanto contenido en calcio, fósforo y magnesio como

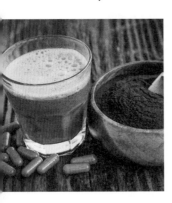

la leche, pero mucho más asimilables. Posee un 70% de proteínas de alta calidad, muy equilibradas y de fácil asimilación.

Su abundancia en minerales produce en la sangre un efecto alcalinizante y depurador el organismo. La espirulina es rica en hierro y en clorofila, y recomendable contra el colesterol nocivo.

Algunos la consideran un alimento del futuro, por su fácil producción y su alto contenido en proteínas, todos los aminoácidos esenciales y nueve no esenciales, minerales (potasio, calcio, zinc, manganeso, magnesio, selenio, hierro y fósforo), todas las vitaminas del grupo B, vitamina E, carotenoides, enzimas, azúcares naturales y ácidos grasos esenciales, con sólo un 7% de grasas.

También es rica en ácidos grasos poliinsaturados (1 g por 100 g de espirulina) y fibra (8 g cada 100 g de espirulina) y en aminoácidos esenciales, especialmente lisina, arginina, metionina y fenilalanina.

En casa. La espirulina se vende habitualmente en polvo (a veces se puede encontrar en forma de pasta), y existen recetas para integrarla en sopas, ensaladas o masas para tarta. Su sabor, aunque ligero, es muy penetrante, por lo que hay que integrarla en pequeñas dosis y, si no acaba de gustar —se trata de un alimento fuera de nuestra tradición alimentaria—, se puede optar por tomarla en cápsulas.

Como suplemento dietético puede emplearse en regímenes de adelgazamiento (provoca una disminución del apetito, ayuda a disolver los depósitos adiposos y es laxante).

Chlorella

La chlorella, en su variedad *Vulgaris* o *Pyrenoidosa*, es un alga microscópica unicelular del tamaño de un glóbulo rojo que se desarrolla en aguas dulces. Habita el planeta desde hace millones de años (podría ser la primera planta verde de la Tierra), pero no se descubrió hasta el siglo XIX. Es considerada como un superalimento gracias a los numerosos nutrientes que posee y a su capacidad para reproducirse (puede contribuir a terminar con el hambre en el mundo), y se ha extendido su uso como vigorizante y como depurativo, sobre todo en los países asiáticos.

Clorofila. Es la planta que contiene mayor cantidad de clorofila de entre todas las que se conocen, se reproduce a la asombrosa velocidad de 4 nuevas células cada 17-24 horas y posee un incomparable color verde oscuro.

Cuando se descubrió que contenía un 60% de su peso en proteínas y que se multiplicaba muy rápidamente, se empezó a investigar cómo convertirla en alimento. Sin embargo, hasta el 1975 no se comercializó, tras patentarse un proceso que descompone su dura pared celular exterior, lo que permite acceder a los muchos nutrientes del citoplasma.

Contiene también calcio, betacarotenos, ácidos esenciales, hierro, vitamina A, B, C, E y K, entre otras sustancias. Gracias a estos componentes, se ha popularizado como energizante y antioxidante.

Superalimento. La sinergia de todos sus nutrientes tiene un valor mayor que si suplementamos cada uno por separado: Contiene la mayor concentración de ácido nucleico

RNA/DNA de todas las plantas conocidas y favorece la flora intestinal; un 60% de su peso son proteínas de alta digestibilidad, lo que la convierten en un alimento ideal para veganos y vegetarianos. También contiene enzimas, polisacáridos y esteroles. Está compuesta en más del 40% por proteínas, y posee un componente único: el factor de crecimiento de la chlorella (CGF), un conjunto de ácidos que acelera el crecimiento de sus células, efecto que se replica al consumirla, ya que se ha comprobado que estimula el desarrollo físico, sobre todo en los niños.

Poder desintoxicante. Su poder quelante (eliminador de metales pesados) la convierten en ideal para desintoxicar el organismo de metales pesados como el mercurio, una potente neurotoxina responsable de numerosas patologías. Las vacunas, el pescado y las amalgamas metálicas contienen mercurio y otros metales. Su acción limpiadora no se limita a los metales, ya que también limpia nuestro cuerpo de otras toxinas y sustancias dañinas, especialmente en el hígado, el sistema digestivo y el torrente sanguíneo.

Es fácil de encontrar en forma de suplemento dietético. Lo ideal es consumir al menos 2 gramos diarios, acompañados de agua en abundancia. En el caso del polvo de chlorella, puede agregarse en alimentos como si fuera otro condimento más. Otra opción es incorporar los gránulos a una bebida o batido junto a otras frutas.

Estimula el sistema inmunitario. La chlorella potencia la actividad inmunológica y ayuda a combatir las infecciones bacterianas. Es muy buena contra trastornos gastrointestinales como las úlceras, colitis, gastritis y estreñimiento.

Contrarresta los efectos de los tratamientos anti cáncer. Se ha usado como paliativo contra los efectos de la radioterapia y quimioterapia, gracias a la clorofila que actúa como escudo frente a las radiaciones ultravioleta.

Regeneración celular. Estimula la regeneración y el desarrollo celular. Hoy en día es un ingrediente de cremas y cosméticos corporales.

Precaución. La chlorella puede producir en algunos casos cierto malestar estomacal, además de gases o flatulencias, heces de tono verde y cierto aumento del nivel de ácido úrico.

Klamath (alga «azul y verde»)

Se trata de un alga silvestre y de agua dulce que crece de manera natural en las aguas del lago Upper Klamath (Oregón, EEUU). Las toneladas de minerales que recibe este lago de la lluvia y la nieve hacen que esta alga sea muy completa en propiedades. Además, gracias a la gran altura donde se encuentra, queda libre de contaminación. El entorno puro, con gran cantidad de minerales, luz y aire limpio hacen de este lago el lugar idóneo para el buen crecimiento del alga.

Su reproducción se lleva a cabo durante los meses de verano, donde se reproducen cada cuatro días y crean una floración masiva.

Recolección. Se cosechan diariamente del lago, luego se filtran para retirar el agua y se congelan a −100º C, hasta el momento de procesarlas. Así se conserven activos todos sus nutrientes.

Nutrientes. Contiene 14 vitaminas, entre las que destacan grandes cantidades de vitaminas del grupo B, incluida la B12, que normalmente sólo se puede obtener de productos animales. También hay que resaltar la vitamina K. Igualmente contiene de forma asimilable los 28 minerales necesarios para un buen funcionamiento del organismo y 20 aminoácidos, prácticamente todos los necesarios.

Es uno de los alimentos con más contenido en antioxidantes betacarotenos que se conocen.

El alga klamath ayuda a normalizar el metabolismo de las grasas y es uno de los alimentos vegetales más ricos en Omega 3 y Omega 6 en una proporción ideal.

Inmunoreguladora. La acción antitumoral del alga klamath está vinculada a su capacidad de regular el sistema inmunitario.

Antiinflamatoria. En sinergia con otras vitaminas y minerales, ayuda a reducir el nivel de radicales libres e inflamaciones. Además, su contenido en Omega 3 reduce la cantidad de ácido araquidónico (precursor de inflamaciones primarias).

Metabolismo. El alga Klamath ayuda a reducir la hipercolesterolemia y los triglicéridos. También ayuda a regular el metabolismo de la glucosa (inhibe enzimas como la maltasa, que se encarga de la asimilación de los azúcares), lo cual es beneficioso en caso de diabetes y de obesidad.

Niños. El alga klamath es beneficiosa para niños que padecen déficit de atención con hiperactividad, calmando algunos de sus síntomas.

Buen humor. La klamath es conocida también como «alga del amor», ya que contiene feniletilamina (aminoácido que el cerebro sintetiza en estados de felicidad y euforia), mejorando el estado anímico, la capacidad de memorización y la afectividad.

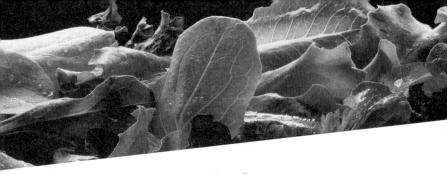

HORTALIZAS Y VERDURAS

Verduras, los nuevos superalimentos

Como superfood, las verduras y hortalizas frescas han logrado un notable protagonismo en los últimos años, gracias al descubrimiento de las propiedades anticancerígenas de algunas verduras de hoja verde, como las crucíferas (las coles, coliflor, bróquil…). También se debe a un mejor conocimiento de los antioxidantes y fitoquímicos que contienen las hortalizas más conocidas. Pero hay más motivos, ya que la llegada de los nuevos extractores de jugo permite aprovechar todo su potencial combinando su sabor con el de toda clase de frutas. Desde la manzana a la piña, pasando por la uva o las fresas, ahora es posible, si se combinan bien, aportar al organismo una importantísima cantidad de nutrientes esenciales de forma muy asequible.

■ **Antioxidantes.** Como se sabe, las hortalizas y verduras han de estar presentes a diario en toda dieta, en eso no hay que insistir demasiado: son fuente de vitaminas, minerales y fibra y protegen contra un sinfín de enfermedades, incluidos los procesos inflamatorios y cancerosos. Las verduras que destacan por su acción anticancerígena son, como veremos, crucíferas como la coliflor, brócoli, coles de Bruselas, repollo, nabo…

Los carotenos, presentes en los vegetales naranja o rojo (zanahoria, boniato, tomate, pimiento rojo) actúan como antioxidantes para combatir y eliminar los radicales libres, de manera que reducen el riesgo de padecer enfermedades cardiacas y nos protegen frente al cáncer.

Los vegetales son en general alcalinizantes y diuréticos, con lo que ayudan a mantener el equilibrio ácido-base en el organismo y a eliminar sustancias de desecho.

■ **Crudas y cocidas.** Vale la pena comer las verduras crudas, pero también cocidas: cada forma de cocción tiene sus ventajas, así que es mejor combinarlas. Las verduras crudas mantienen toda su vitamina C, que al ser soluble se queda en el agua del hervido, sin embargo este caldo se puede aprovechar para hacer sopa. O bien se puede recurrir a la cocción al vapor, que supone una menor pérdida de nutrientes. Pero por otro lado la cocción de las verduras favorece su digestibilidad (deshace las moléculas de celulosa) y hace que algunos nutrientes sean más fáciles de absorber; por ejemplo, los betacarotenos de la zanahoria son más accesibles tras la cocción, que reblandece las membranas celulares.

Los científicos nos dicen que la cocción elimina las sustancias tóxicas naturales que tienen algunas hortalizas (glucósidos cianogénicos, solanina, gosipol), aunque reduce la cantidad de nutrientes sensibles al calor. El hervido puede eliminar cantidades considerables de vitaminas y minerales solubles en agua, por lo que conviene aprovechar el agua de la cocción para hacer sopas y otros platos.

■ **Alcalinizan.** Las hortalizas aportan las necesarias sustancias alcalinizantes que ayudan a compensar la acción acidificante de los alimentos ricos en proteínas (carne, pescado). Son especialmente ricas en minerales (potasio, hierro, calcio, azufre, manganeso), vitaminas (A, B1, B2, C, niacina), enzimas y fibra. Son diuréticas y aportan pocas calorías (de 10 a 40 calorías por cada 100 gramos).

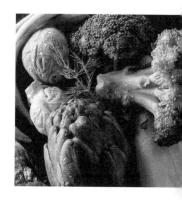

■ **El cultivo en invernadero.** La agricultura intensiva y el cultivo en invernadero han reducido considerablemente la calidad de las hortalizas disponibles y han eliminado las temporadas. Hoy en día en los mercados se puede encontrar cualquier verdura durante todo el año, con independencia de los ciclos naturales de las cosechas. Esto se consigue con la ayuda de productos químicos agrícolas, el cultivo en invernaderos (que suponen un gran gasto de energía; para producir un solo kilo de pepinos de invernadero son necesarios cinco litros de aceite combustible) y transporte que cubre largas distancias, lo cual obliga a recoger las verduras todavía verdes para evitar que se pudran durante el viaje).

Lo mejor es comprar hortalizas de la temporada y procedentes de campos cercanos, dando preferencia a los que siguen un método de cultivo biológico.

■ **Nitratos.** La producción de tipo industrial requiere el empleo de numerosas sustancias químicas, que con frecuencia dejan residuos en las hortalizas. Estas sustancias tóxicas se pueden eliminar en parte, lavando, cepillando, pelando o cocinando las hortalizas. La cantidad de nitratos que está presente en las hortalizas procede en su mayoría de los fertilizantes que se infiltran en el suelo y varía según el tipo de planta, pero también en función del tipo de cultivo empleado; en general las hortalizas procedentes del cultivo biológico presentan una concentración de nitratos mucho menor (menos de la mitad) que las procedentes del cultivo intensivo o de los invernaderos.

■ **Ecológicas, siempre frescas.** Para beneficiarse de todos los nutrientes presentes en las hortalizas conviene que estén bien frescas, por lo que es mejor comprarlas a diario o con más frecuencia de lo que solemos hacer, a excepción de las variedades que pueden almacenarse más tiempo, como las patatas, las zanahorias, la remolacha, las distintas clases de col, o los ajos y cebollas.

CONTENIDO EN NITRATOS DE ALGUNAS HORTALIZAS (NO ECOLÓGICAS)

Concentración de nitratos / mg de nitratos por kg de hortaliza

Alta / 1000 a 4000 mg.

Hortalizas: Espinacas, acelgas, col blanca, col rizada, col china, col verde, lechuga, lechuga iceberg, hierba de los canónigos, escarola, endibia, hinojo, remolacha, rábano, ruibarbo y brotes germinados durante pocos días

Media / 500 a 1000 mg.

Hortalizas: Col lombarda, coliflor, colinabo, puerro, apio, zanahorias, calabacines y berenjenas.

Baja / Menos de 500 mg.

Hortalizas: Coles de Bruselas, achicoria, cebolla, judías verdes, pepinos, pimiento, tomates, patatas y brotes germinados durante varios días.

Se recomienda trocear las hortalizas justo antes de consumirlas, porque debido a la acción del aire y la luz se pierden algunos nutrientes; no se recomienda el consumo de ensaladas preparadas.

En la selección que presentamos se recogen las hortalizas más interesantes junto a las super verduras nuevas y de siempre y alguna fruta, como el aguacate. Como hemos dicho al inicio de este libro, los grupos de alimentos se han reunido en una clasificación culinaria más que botánica.

■ **Alimentos fermentados.** Para la salud vale también la pena tener en cuenta los fermentados, como el vinagre de sidra, los pickles y la col fermentada (*chucrut, sauerkraut*), que se elabora a partir de la col blanca.

Achicoria

Conocida también como radicchio (*Cichorium intybus*), su raíz es un buen sustituto del café, aunque aparece cada vez más en las ensaladas. Estimula la secreción de bilis y el funcionamiento del hígado, es desintoxicante y depurativa, cicatrizante y diurética. Para estos casos se toma el jugo de la planta. Para regular el estómago se toma en cocimiento.

Fuente de: ácido fólico, potasio, hierro, vitaminas A y C.

Buena para: depurar y desintoxicar; antes y después del embarazo, es suavemente diurética y estimulante del hígado.

Aguacate

Conocido como «la saludable mantequilla vegetal», el aguacate (*Persea americana*) es un fruto muy nutritivo (sólo medio aguacate aporta unas 250 calorías) y muy apreciado por su contenido en aceites, vitaminas, proteínas con aminoácidos esenciales y aceites.

Grasas sanas. Sus ácidos grasos insaturados actúan como disolventes del colesterol y ayudan a limpiar las arterias, por eso se dice que rejuvenece. Asimismo aporta una gran cantidad de lecitina, importante para el sistema nervioso, cuya carencia produce fatiga y falta de deseo sexual.

El aguacate también estimula el apetito, ayuda al crecimiento y a una buena estructuración ósea, fortifica la vista y tiene efectos beneficiosos sobre el aparato respiratorio y las afecciones del hígado.

En casa. Los aguacates no se guardan en el frigorífico, sino que los dejaremos que terminen de madurar a temperatura ambiente. Es una de las frutas cuyo verdadero estado de maduración cuesta prever. Con el aguacate se elabora en México el popular guacamole, untando su mantecosa pulpa sobre el pan, añadiendo una pizca de sal, cebolla y zumo de limón o lima.

Fuente de: potasio, hierro, vitaminas A y E, ácidos grasos esenciales, Omega 3.

Bueno para: el corazón, la circulación y la piel. Alivia los síntomas del síndrome premenstrual SPM y protege contra el cáncer.

Ajo

El ajo (*Allium sativum*) es un ingrediente fundamental de la dieta mediterránea, que además de aportar a los alimentos un aroma y sabor incomparables, posee una infinidad de propiedades curativas.

Virtudes y usos. El ajo contiene muchos componentes azufrados que promueven la salud cardiovascular. Junto a su acción antibacteriana y antivírican (reduce la congestión nasal y los síntomas de la gripe), el ajo disminuye la presión arterial, activa la circulación sanguínea, evita el desarrollo de coágulos y estimula la formación de glóbulos rojos. Además, favorece la secreción gástrica y de saliva, es depurativo, elimina las lombrices intestinales, alivia el asma y la artritis, evita la formación de tumores malignos y estimula el funcionamiento del hígado, del páncreas y de las glándulas tiroides, pituitaria y suprarrenales. También mejora el metabolismo del hierro.

El ajo está indicado en caso de arteriosclerosis, reumatismo, ciática, trastornos de la menopausia, varices, hemorroides, anemia, enfisema, diabetes...

En la cocina. La mejor manera de disfrutar sus propiedades medicinales es consumirlo crudo y machacado. Los compuestos volátiles de azufre del ajo se liberan al machacarlo y producen su intenso aroma. Por su potente sabor es mejor añadir un diente pequeño, o incluso menos, en la bebida que se incluya. Es mejor ir con cuidado para que el paladar se vaya acostumbrando gradualmente.

Entre los preparados con ajo más populares están el alioli y el ajoblanco. Otra manera de degustar su sabor y virtudes es frotar con ajo una rebanada tostada de pan integral.

El ajo y el aliento. Si el aliento de ajo se convierte en algo muy molesto podemos consumirlo en cápsulas (seco o en aceite), pero no está tan clara su eficacia. Se pueden mascar hojas de perejil o de otra verdura rica en clorofila (anula los olores). También se puede chupar un grano de café.

Fuente de: compuestos azufrados, antibacterianos y fungicidas.

Alcachofa

La alcachofa (*Cynara scolymus*) es la gran hortaliza estimulante estomacal que beneficia las funciones del hígado y la vesícula biliar, normaliza la flora intestinal; posee una acción diurética y favorece la eliminación de urea, ácido úrico y algunos medicamentos y tóxicos. Es rica en mine-

AJOS NEGROS

El ajo negro es el resultado de la fermentación del ajo común que ya conocemos, el proceso consiste en dejarlo en un armario con agua de mar entre 60 y 90 días a baja temperatura.

Virtudes y usos. El ajo negro es una fuente importante de antioxidantes como la vitamina C, de hecho, esta presentación es aún más nutritiva que la versión original del ajo. Tiene 2,5 veces más aminoácidos (18) que el ajo tradicional (triptófano, lisina, valina, metionina, leucina, isoleucina…). También contiene glicina, que disminuye la glucosa en la sangre, por eso es un aliado ideal para prevenir la diabetes, e isoleucina que ayuda en la producción de insulina.

Facilita más la eliminación del colesterol malo, lo que acaba por mejorar la circulación de la sangre, y en consecuencia ayuda a prevenir enfermedades cardiacas, los problemas con la tensión y la esclerosis arterial. Además, ayuda a asimilar mejor las grasas, protege el hígado y favorece la aceleración del metabolismo. Por su contenido de antioxidantes, el ajo negro es más eficaz que la vitamina E para combatir y evitar la fatiga, y para retrasar el envejecimiento.

Si tenemos una vida agitada en la que abunda el estrés o la ansiedad, el ajo negro también se utiliza para controlar problemas de tipo emocional.

Podemos encontrar el ajo negro preparado en tiendas de dietética y grandes superficies.

En la cocina. En casa puede consumirse tanto cocido como crudo, y, al igual que el ajo común, su uso más popular es como un condimento. Igualmente puede ser empleado para la elaboración de salsas o aderezos. Por su sabor particular, no es raro verlo incluido en algunos bizcochos y postres, o simplemente en el pan, para darle un nuevo sabor. El ajo negro también tiene un olor mejorado y más suave, y su sabor dulce es mucho más agradable.

rales, ligeramente laxante y purifica la sangre, efectuando un auténtico «baño limpiador» del organismo. También aumenta las defensas; es antirreumática y antiartrítica, y resulta muy adecuada para los diabéticos, porque reduce la cantidad de azúcar en la orina.

Las alcachofas se recomiendan en las curas de adelgazamiento contra la obesidad porque aportan pocas calorías.

En la cocina. Las alcachofas pequeñas pueden consumirse incluso crudas con un poco de sal. Las grandes se pueden comer hervidas (40 minutos), al horno, estofadas o rebozadas con huevo y fritas, aunque estos dos últimos métodos son menos digestivos.

Se oxidan muy rápidamente al contacto con el aire y se vuelven negras, por lo que se pueden rociar con un poco de zumo de limón después de cocinarlas.

En caso de trastornos hepáticos y biliares. Hervir unos 25 g de hojas de alcachofa en un litro de agua, dejar reposar 15 minutos y beber un vaso de este líquido amargo antes de cada comida.

Contra la anemia. Hervir alcachofas y consumir el agua del hervido con copos de avena.

Fuente de: fósforo, hierro.

Buena para: la digestión; estimula el hígado y la vesícula biliar. Adecuada en caso de gota, artritis y reumatismos.

Apio

Por su alto contenido en sodio, el apio (*Apium graveolens*), es un poderoso neutralizador de toxinas y regenerador de la linfa. Tonifica el cerebro y el sistema nervioso y es estimulante, antiinflamatorio, antirreumático, desintoxican

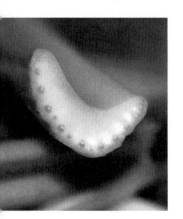

te, carminativo, diurético y muy rico en minerales y en vitaminas A, B, C y E.

El apio está especialmente indicado en caso retención de orina, piedras en los riñones, gota, hipertensión arterial, diabetes, obesidad, enfermedades de la piel, reuma y artritis.

Suave afrodisíaco. Es rico en androsterona, la hormona sexual masculina.

En la cocina. Comido crudo, que es la mejor manera, contiene un aceite esencial aperitivo que favorece la secreción de los jugos salivares y gástricos. Sus semillas son eficaces contra los flatos. La sal de apio puede reemplazar al cloruro de sodio o sal de cocina.

Como diurético: Hervir una rama de apio, dos cebollas y varios puerros en un litro de agua. Tomar dos tazas de este caldo al día.

¡De cultivo ecológico! Si no es de cultivo ecológico, el apio crudo contiene más nitratos (que durante la digestión pueden transformarse en peligrosos nitritos) que otras verduras. En este caso conviene hervirlo para reducir riesgos.

Bueno como: depurativo y diurético.

Berros

El berro (*Nasturtium officinale*) es una verdura de tonos verde oscuro, fuerte y de sabor intenso. Es un alimento excepcionalmente rico en clorofila, vitaminas y minera les (hierro, calcio, magnesio, cobre...). Su alto contenido en potasio ayuda a reducir y controlar la tensión arterial y los índices de glucemia (ideal en caso de diabetes).

En casa. Como planta medicinal es un excelente depurativo y diurético, y también expectorante, purgante, hipoglucemiante, y tónico estimulante estomacal.

El jugo de berro recién prensado se ha utilizado, tanto interna como externamente, para el tratamiento de molestias en el pecho y los riñones.

Adelgazar. El berro es una ayuda magnífica en las dietas de control de peso. Su alto contenido en fibra y agua hacen que sea un buen alimento saciante.

Precaución. Conviene evitarlos en caso de úlcera, acidez de estómago o gases, sobre todo si son crudos. Para el resto de personas es un alimento muy recomendable.

Fuente de: vitaminas (C, B, A, B3) y minerales (hierro, calcio, magnesio, cobre, potasio).

Bueno como: depurativo y diurético.

Calabaza

De entre las numerosas variedades de calabaza (*Curcubita máxima*, *Cucurbita pepo* y otras), la de mayor tamaño es la confitera, de carne fina y de color anaranjado o blanco; se utiliza para hacer confitura (cabello de ángel), añadiéndole azúcar, nueces y avellanas. Sin embargo, los que prueban hoy en día la exquisita crema de calabaza ya no la abandonarán. Además, la calabaza es laxante, diurética y proporciona betacarotenos que se transforman en el organismo en vitamina A) y vitamina E.

Semillas. Las semillas o *pipas* de calabaza son ricas en hierro, fósforo, potasio, magnesio y zinc. Ayudan a eliminar parásitos intestinales y cocidas son útiles contra el insomnio y el dolor.

Las pipas de calabaza, y el aceite que se obtiene de ellas, son una ayuda excelente en caso de trastornos urinarios.

En casa. Tomar un vaso de jugo de calabaza en ayunas, por la mañana ayuda contra el estreñimiento.

Fuente de: vitaminas A, B y C, ácido fólico, potasio.

Buena para: prevenir el cáncer y mitigar las afecciones respiratorias. Ayuda a cuidar la piel.

Cardo

El cardo (*Eryngium campestre*) es parecido a la alcachofa, pero tiene las hojas más grandes. Se comen las pencas de las hojas interiores y las partes tiernas del tallo, generalmente cocidas. Es muy rico en celulosa, aporta muy pocas

calorías (20 kcal por cada 100 g) y contiene potasio, calcio y vitaminas.

El cardo se ha convertido en superalimento al descubrírsele propiedades anticancerígenas. Es también diurético (facilita la expulsión de la bilis); eficaz contra la hidropesía y de gran utilidad para los diabéticos porque disminuye la cantidad de glucosa en la orina.

El cardo mariano (*Silybum marianum*) se aconseja en caso de trastornos hepáticos, colecistitis, depresión nerviosa, vértigo, pesadez de cabeza, vómitos biliosos, hemorroides, congestión venosa y varices en las piernas.

Fuente de: vitaminas A, B y C, hierro, calcio, fósforo, carotenos.

Bueno para: prevenir el cáncer, trastornos hepáticos y afecciones oculares.

Cebolla

La cebolla (*Allium cepa*) es un superalimento y antibiótico, que ayuda a expulsar las toxinas del organismo y actúa como un gran depurativo de la sangre. Es antiartrítica, estimula el apetito y el buen funcionamiento del corazón. Es rica en minerales, sobre todo azufre, fósforo, calcio y sílice y contiene también glucoquinina, sustancia que rebaja el azúcar en la sangre, motivo por el cual está recomendada a los diabéticos.

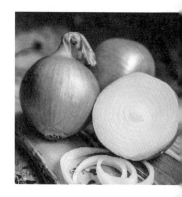

Contra la gripe y resfriados. La cebolla actúa contra la gripe y las inflamaciones, es sudorífica y expectorante. También está indicada contra el insomnio, el asma, las infecciones intestinales y la artritis.

En la cocina. Cortarla. El lagrimeo que se produce al cortar la cebolla se debe a una sustancia bactericida que se desprende y que es útil externamente para curar heridas, abscesos y furúnculos.

Cruda. La mejor manera de comer la cebolla es cruda, para aprovechar todas sus cualidades. Sin embargo, existen numerosos platos cocidos en los que interviene la cebolla como ingrediente principal o como condimento (en el sofrito).

El agua de cebolla (agua resultante de hervir cebollas) es antiséptica y diurética y está muy indicada contra los cálculos nefríticos, la cistitis, la hidropesía, el estreñimiento, hipertensión, arteriosclerosis, sinusitis, bronquitis, catarros y el dolor de oídos. La cebolla descongestiona los ganglios linfáticos y estimula el sistema inmunitario.

Fuente de: fibra, vitaminas C, compuestos sulfurosos.

LAS VERDURAS CRUCÍFERAS, UN TESORO CONTRA EL CÁNCER

Col

Hoy en día la medicina ha reconocido por fin las virtudes de la humilde col, y la mayoría de sus variedades, en la lucha contra el cáncer, en especial contra el cáncer de colon. Entre las principales variedades de coles (*Brassica oleracea*) o berzas (*Brassica oleracea viridis*), encontramos el repollo, el bróculi, la col lombarda o col roja, la coliflor, las coles de Bruselas y la col rizada de Milán.

La col aporta vitaminas y minerales (calcio, azufre, potasio). Es eficaz contra las enfermedades respiratorias, la anemia, las gastritis, las afecciones hepáticas, la úlcera píloroduodenal (por su contenido en ácido fólico), la artritis y el reumatismo. También ayuda a prevenir el cáncer de colon.

En casa. El jugo crudo de la col tiene poder cicatrizante y cura las úlceras gastroduodenales (no debe consumirse en exceso porque puede inhibir la absorción de hierro).

Cruda. Las coles verdes crudas, ralladas en ensalada, aportan gran cantidad de vitamina C (que se destruye en su mayoría durante la cocción), K y E, betacarotenos, ácido fólico y tiamina.

La col rizada es rica en betacarotenos, y además ayuda al cuidado de la piel.

Fuentes de: vitaminas A, C y E, ácido fólico.

Buenas para: prevención y tratamiento de algunos tipos de cáncer, úlcera de estómago, afecciones pectorales, anemia, enfermedades cutáneas, fortalecer las defensas.

Col kale

Hoy en día, la col kale (*Brassica oleracea acéfala* o *sabellica*) es el superalimento más usado en todo el mundo y su popularidad sigue creciendo gracias a sus valiosas propiedades nutricionales y a su versatilidad en la cocina. Es un tipo de col rizada muy empleada entre los vegetarianos, porque es rica en proteínas vegetales y una fuente excelente de minerales, entre los que destacan el calcio, potasio, magnesio… y vitaminas: C (más de 20 mg por cada 100 gramos), A, ácido fólico… Es una buena fuente de prebióticos, de fibra y de antioxidantes (destacan los carotenos. En comparación con otras hojas verdes, su contenido en antinutrientes (fitatos, oxalatos o taninos) es muy escaso.

Adelgazar. Por su riqueza en fibra y en proteínas, y su bajo aporte energético, es un alimento aconsejable para saciar el organismo en dietas para perder peso.

Colesterol y deporte. También ayuda a reducir factores de riesgo cardiovascular, sobre todo porque, a modo de suplemento, ayuda a elevar el colesterol bueno y reducir el malo o LDL. Y es un gran alimento para deportistas, dada su riqueza en minerales y vitaminas con poder antioxidante que pueden ayudarnos a reponer electrolitos tras el esfuerzo.

En la cocina. La col kale es muy fácil de utilizar y está presente en una gran variedad de platos, sobre todo veganos, y en recetas detox. Es ideal en ensaladas o bocadillos. Cocida se puede preparar salteada con otras verduras, o bien con proteína vegetal o con carne, o en una salsa de tomate, para acompañar pasta o arroces. También la podemos añadir a los guisados o combinarla con puré de patatas. Una receta popular es la calabaza asada con kale.

Bebida. Es excelente en zumo, o en batidos o smoothies. También se puede añadir a las sopas frías.

Bok choy

Es una de las variedades de col china (*Brassica rapa chinensis*) más resistentes al frío, por eso su cultivo se está incrementando en el norte de Europa.

En Norteamérica se conoce como bok choy o pak choi (del cantonés, que significa «vegetales blancos»).

La col china cruda es una de las verduras con mayor densidad de nutrientes. Se compone de un 95% de agua, 2% de carbohidratos, 1% de proteína y menos de un 1% de grasa. Es una fuente rica en vitaminas A, C y K. También aporta folatos, vitamina B6 y calcio en cantidades moderadas. Contiene también glucosinolatos.

Brécol chino

El kai-lan, también conocido como brécol chino o col verde china (*Brassica oleracea alboglabra*), es una verdura con hojas gruesas, planas y brillantes de color verde azulado, con tallos gruesos y un pequeño número de diminutas inflorescencias parecidas a las del brécol.

En casa. Su sabor es muy parecido al del brécol, pero más amargo y un poco más dulce. El kai-lan se emplea ampliamente en gastronomía china, sobre todo en la cantonesa y en el sudeste asiático. Es común prepararlo salteado con jengibre y ajo, o bien hervido o al vapor con salsa de ostra.

Bimi

Conocido también como «superbrócoli» es una hortaliza (*Brassica oleracea itálica*) fruto del cruce natural entre el brécol y la col oriental kai-lan, el brécol chino. Nació en1993 en Japón e inmediatamente llegó a Europa («tenderstem») y América (allí se conoce como «broccolini»).

Superverdura. Es rica en nutrientes esenciales (vitamina C, D, calcio, ácido fólico, hierro y fibra) y contiene más zinc, ácido fólico, antioxidantes y vitamina C que los espárragos verdes, el brócoli tradicional, la col rizada y las espinacas.

El bimi es rico en compuestos bioactivos de carácter anticancerígeno, antioxidante y antiinflamatorio, que se asimilan mejor que los de otras crucíferas, como los glucosinolatos. Contiene asimismo sinigrina, que favorece la eliminación de las células precancerosas.

Adelgazar. Como alimento es excelente para incluir en dietas para perder peso por su alto contenido en fibras y ácido linoleico.

En casa. Es una verdura 100% comestible toda entera, desde el tallo, que es muy tierno, hasta el florete. Su sabor es más suave y dulce que el del brócoli convencional, y se puede consumir crudo o cocinado durante 3-5 minutos.

Chucrut (col fermentada) y pickles

Las propiedades de la col fermentada (*chucrut* o *sauerkraut*) equivalen a las del yogur o el kéfir. Es rica en vitaminas, enzimas y ácido láctico, restablece la flora intestinal (regenerando los microorganismos que colaboran en la digestión de los alimentos) y es estimulante y depurativa. Hoy sabemos que la chucrut y su jugo son un tesoro para la salud.

Sus virtudes. La col fermentada ayuda a la depuración general del organismo, y a absorber más y mejor los minerales y vitaminas. Además potencia el funcionamiento de los lactobacilos, que ayudan a evitar las infecciones. Ayuda a eliminar de forma natural el gas carbónico y el metano de los intestinos. Evita y combate el estreñimiento y las diarreas y es muy útil en el cuidado de la piel y ante un sinfín de trastornos: bronquitis, diarreas, acidez de estómago y afecciones gastrointestinales, el ácido úrico (añadiendo ajo crudo), alergias, arterioesclerosis, desmineralización, fragilidad del cabello, acné, anorexia, anemia, fatiga muscular y nerviosa, dolores musculares y reumáticos, artritis....

Preparación. Para prepararla se corta la col a tiras, se sala y se deja fermentar. Durante la fermentación el almidón se transforma en ácido láctico y ácido acético, volviéndose más digerible.

En casa. Podemos bebernos el jugo, formado por ácido láctico, que le da la acidez característica, y que actúa como refrescante o aperitivo, añadiéndole agua o utilizándolo como vinagre. La chucrut se suele comer cruda o acompañada de proteínas, cereales.

Los pickles son también otra forma de tomar la col fermentada, en este caso junto a otras hortalizas, como las zanahorias. La fermentación actúa como una pre digestión, porque los alimentos se transforman en sustancias más fáciles de asimilar. Durante la fermentación aumenta la cantidad de aminoácidos y vitaminas en los cereales, disminuye la cantidad de ácido fítico en legumbres y cereales, se reduce la cantidad de micotoxinas y de nitritos y se forman las bacterias lácticas regeneradoras de la flora intestinal.

Para elaborarlos en casa, se toman verduras duras como las zanahorias, la col, la coliflor o el rábano (evitar los pimientos, que se reblandecen); se lavan, se trocean y se meten en un bote de cristal que se rellena completamente con agua salada; se tapa y se deja fermentar 15 días.

Coliflor y bróquil

Estas coles floridas contienen compuestos sulfurosos que ayudan a prevenir algunos tipos de cáncer y por eso en los últimos años están de actualidad. Se trata de una acción protectora que ayuda a eliminar el exceso de estrógenos e inhibe la acción de diversas sustancias cancerígenas.

La coliflor (*Brassica oleracea botrytis*) es otra variedad de la familia de las coles y, al igual que al brécol, bróquil o bróculi (*Brassica oleracea cymosa*), y al resto de verduras crucíferas, se le han descubierto propiedades anticancerígenas. La coliflor es una buena fuente de vitaminas, fibra y compuestos sulfurosos. La coliflor es diurética, laxante y depurativa. Y es igualmente útil contra la anemia, el reumatismo y la artritis.

Fuente de: vitamina C, ácido fólico, azufre.

Buena para: elevar las defensas y prevenir el cáncer.

El bróquil es una variedad, florida, de col verde. Es rico en vitamina C, betacarotenos, ácido fólico, hierro y potasio. Sus propiedades laxantes, depurativas y antirreumáticas son aún más potentes que las de la coliflor.

Fuente de: vitaminas A y C, ácido fólico, riboflavina, hierro y potasio.

Bueno para: la anemia, fatiga crónica, antes y durante el embarazo, problemas cutáneos, prevención del cáncer.

Coles de Bruselas

Esta variedad de col (*Brassica oleracea gemmifera*) es especialmente rica en indoles, que, como en el caso de las otras coles, también nos ayudan a prevenir determinados tipos de cáncer. Los indoles estimulan el funcionamiento del hígado, que elimina el exceso de estrógenos, hormonas que a niveles altos se han relacionado con el cáncer de mama o de ovarios.

Las coles de Bruselas aportan además una gran cantidad de fibra, útil contra el cáncer de estómago y de colon, y ácido fólico, que previene el cáncer de pulmón.

Destacan asimismo por su contenido en vitamina C y betacarotenos antioxidantes, pero no deben cocerse demasiado tiempo.

Fuente de: vitamina C y betacarotenos.

Buenas para: afecciones cutáneas, protección del cáncer y su tratamiento.

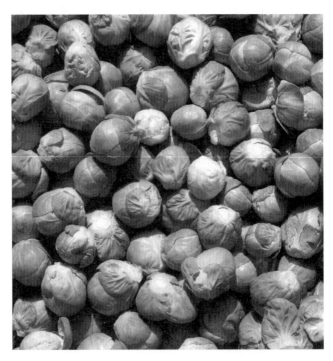

Daikon

El rábano blanco japonés (*Raphanus sativus longipinnatus*) que conocemos como «daikon» se comercializa tanto desecado como conservado en una salsa agria. Se utiliza como depurativo y en dietas de adelgazamiento, ya que tiene pocas calorías y produce sensación de hartazgo sin engordar. Además, ayuda a disolver la grasa y la digestión de alimentos grasos. Es fácil encontrarlo en tiendas de dietética.

Diente de león

El diente de león o amargón (*Taraxacum officinale*) es una planta muy rica en vitaminas B1 y B2, en carotenos y en minerales (calcio, hierro). Contiene enzimas que estimulan la producción de bilis, de jugos gástricos y de secreciones pancreáticas; además es diurética (hace aumentar el volumen de orina) y muy útil para purificar la sangre.

En casa. La raíz y las hojas del diente de león se utilizan para preparar ensaladas, jugos e infusiones. Y con sus raíces, tostadas y molidas, también se prepara un sucedáneo del café que no contiene cafeína.

Fuente de: vitaminas B1 y B2, carotenos y minerales (calcio, hierro).

Bueno para: reumatismos y fibromialgia, gota, artrosis, afecciones renales, las enfermedades de la piel, hemorroides, arteriosclerosis, obesidad. Y en caso de putrefacciones intestinales, erisipela, los cálculos biliares, cirrosis, hepatitis, acidez de estómago y estreñimiento.

Espinaca

Las espinacas (*Spinacia oleracea*) son conocidas por su alto contenido en hierro (45 mg por cada 100 g); y por ser una de las verduras más nutritivas (aportan vitaminas A, B y C, clorofila, hierro, cobre, cobalto, fósforo, potasio, magnesio y calcio). Son un alimento tónico, depurativo y algo laxante. Resultan muy efectivas contra el estreñimiento y las hemorroides, por su contenido en celulosa, y contra la anemia, por la gran cantidad de minerales y vitaminas que aportan.

Precauciones. No deben abusar de ellas las personas con reumatismo, gota, artritis, trastornos hepáticos o nefritis porque contienen abundantes purinas y oxalato de potasio y de calcio (sustancias difíciles de eliminar a través de los riñones). Durante la cocción se eliminan buena parte de estos productos.

Las espinacas fermentan con facilidad, desprendiendo nitratos que pueden transformarse en nitritos y formar nitrosaminas, de acción tóxica. Para evitar la presencia de nitritos no hay que dejar que las espinacas fermenten; es preferible consumir todas las espinacas una vez cocidas y no recalentarlas.

Fuente de: clorofila, ácido fólico, beta-carotenos, hierro.

Buena para: el cuidado de la piel y la vista, y durante el embarazo. Protegen contra el cáncer.

Hinojo

El hinojo (*Foeniculum vulgare*) se parece al apio, pero su sabor es más anisado. Es diurético, refrescante, carminativo (ayuda a expulsar los gases intestinales) y, sobre todo, estomacal. Tonifica el sistema nervioso, favorece la formación de leche durante la lactancia y activa las funciones de defensa de los bronquios, del aparato digestivo y de las glándulas mamarias.

Fitoestrógenos. El hinojo es un acompañante perfecto para las mujeres que padecen del ciclo de menstruación irregular, gracias a su aporte de fitoestrógenos. También fortalece la eliminación de líquidos en caso de obesidad o enfermedades reumáticas, a la vez que ayuda a mantener un aliento más fresco y evitar gingivitis u otros padecimientos.

Alimento anti edad. El antioxidante hinojo ayuda a posponer la aparición de arrugas como resultado de la oxidación natural del cuerpo y del ataque constante de los radicales libres, gracias a su alto contenido de calcio, hierro, magnesio, manganeso, potasio, vitamina C y B_3, y fitoquímicos. Es además un buen expectorante natural gracias al alfa-pineno que contiene, que a su vez alivia los síntomas del asma y la bronquitis.

En casa. El hinojo se consume crudo en ensaladas, cocido o como especia aromatizante, por su olor anisado.

Tisana de hinojo. Las semillas suelen tomarse en infusión, que prepararemos con una cucharada de semillas de hinojo trituradas en una taza de agua hirviendo durante unos 10 minutos.

Lechuga

Con este nombre conocemos innumerables variedades (casi cien) de lechuga (*Lactuca sativa*), de entre las que desatacan: repollada, rizada, hoja de roble, trocadero, oreja de mula, flamenca, romana...

Las lechugas son en general ricas en minerales (potasio, calcio, fósforo) y vitaminas (A, C, E) y aporta pocas calorías (20 kcal por cada 100 g).

La lechuga tradicional, tipo romana, es depurativa, sedante y algo laxante, beneficia la visión, favorece la secreción de jugos digestivos, corrige la atonía de estómago y actúa contra las palpitaciones del corazón, el insomnio, la bronquitis, los catarros, la tos, el reuma, las afecciones hepáticas y la conjuntivitis. También reduce el nivel de azúcar en la sangre (es una buena ayuda en caso de diabetes del tipo 2).

En casa. La lechuga se consume generalmente cruda en ensalada. Conviene elegir lechugas de cultivo ecológico para evitar que contengan sustancias tóxicas (pesticidas, fertilizantes), que no pueden eliminarse con el agua del lavado.

Maca

Esta planta peruana (*Lepidium meyenii*) de tipo adaptógeno es cada vez más conocida. Allí es considerada casi sagrada desde hace más de 3.000 años, debido a sus virtudes nutritivas, tónicas y estimulantes. Los pueblos indígenas la guardaron en secreto durante muchos años a los conquistadores españoles.

El mejor afrodisíaco. Hoy sabemos que posee una reputada fama como alimento afrodisíaco, conocido como «viagra vegetal», aunque, a diferencia de la famosa pastilla, allí se consume como complemento para mezclar con la leche del desayuno. En realidad, además de aumentar la líbido y la fertilidad, y de ser un estimulante sexual para ambos sexos, es un alimento muy nutritivo y energético. Por eso hoy la conocemos como uno de los superalimentos más importantes.

Puede ser una alternativa a las terapias hormonales en la menopausia y también se considera beneficiosa para la próstata y favorecedora de la regulación de testosterona. La planta influye beneficiosamente sobre la glándula pituitaria y el hipotálamo que, a su vez, activan el buen funcionamiento de los ovarios, testículos, adrenales, tiroides y páncreas. Por eso tantas personas notan sus beneficios.

Energía. La maca reduce el cansancio, restaura las glándulas suprarrenales y en general hace que aumente el nivel de energía en el organismo. Por otra parte, contiene antocianidinas, flavonoides, terpenoides, esteroles y dextrinas, componentes relacionados con la protección del cáncer.

Riqueza en fitoquímicos. Los dos tipos de maca, la amarilla y la morada, aparte de su contenido en pigmento, tienen una composición e indicaciones prácticamente idénticas. La maca contiene el 60% de carbohidratos, el 10% proteína, 8,5% fibra dietética, y 2,2% grasas. Es rica en minerales esenciales, especialmente selenio, calcio, magnesio y hierro. Incluye ácidos grasos, ácido linolénico, ácido palmítico y ácido oleico, así como polisacáridos.

Arginina. La maca es rica en el aminoácido L-arginina, que mejora la cantidad y calidad de los espermatozoides y favorece un efecto vasodilatador (aporta más sangre en la zona pélvica).

Alimento y medicina. La raíz seca de maca posee un elevado valor nutricional, similar a los granos de cereal, por ejemplo, al de los granos de arroz y trigo. En América suele mezclarse con leche para formar unas gachas suaves. También se mezcla con frecuencia con otros alimentos (granos, patatas) o bien se deseca y tritura en forma de harina para hornearla.

En la cocina. Con maca se elaboran decenas de alimentos, desde bebidas como los jugos y la cerveza hasta las mermeladas y productos de repostería que contienen puré de maca hecho con agua o leche, miel, canela, y fruta.

Las hojas comestibles de maca se pueden utilizar crudas en ensaladas o cocidas como una berza. La raíz se puede comer fresca o moderadamente seca, o hacer con ella harina para añadir a la leche, zumos o simplemente al agua, habitualmente aromatizada con vainilla y limón. O bien, como un ingrediente más en cualquier sopa de verduras.

En Europa y Norteamérica se consume en forma de cápsulas o tabletas, en dosis generosas.

Melón amargo

Conocido también como «cundeamor chino», el melón amargo (*Momordica charantia*) es una de las hortalizas más amargas que se conocen. Se ha utilizado en la medicina popular china durante siglos como analgésico, antihelmíntico (expulsa lombrices), o en caso de herpes, glaucoma, hemorroides, colesterol alto, infertilidad, dolor, psoriasis y retinopatía. En estos momentos el melón amargo se ha hecho famoso porque se ha descubierto que los frutos inmaduros contienen diversas sustancias (como la proteína MAP30) que poseen beneficiosos efectos antibióticos, inmunomoduladores, anticancerígenos y antivirales. Y es un componente de los actuales remedios para tratar VIH, malaria y diabetes.

Superalimento. Se presenta también como una «superfood» antioxidante convertida en «el mejor remedio que existe contra la obesidad». Los estudios muestran que reduce la grasa corporal, especialmente la que se acumula en el estómago.

En casa. Si se tolera el amargor, se puede comer al día un melón pequeño como alimento o hasta 50 ml de jugo fresco de las hojas o el tallo. En tintura se toman unos 5 ml dos a tres veces por día. No es aconsejable en niños, o en caso de hipoglicemia o de diarrea.

Mizuna

Esta hortaliza japonesa (*Brassica rapa mizuna*) se emplea mucho en ensaladas y sopas, por su valor culinario y el colorido que aporta a los platos, pero sobre todo por sus propiedades medicinales. La variedad púrpura muestra una tonalidad muy atractiva, que contrasta con el resto de verduras verdes. El sabor, que puede describirse como una mezcla entre rúcula y mostaza, contiene notas dulces y picantes, que se intensifican cuando la planta adquiere cierta madurez.

Rica en vitaminas, la mizuna tiene propiedades antioxidantes y antiinflamatorias, y hoy se ha unido a las otras Brassicas en como alimento ideal para prevenir el cáncer. Se emplea tradicionalmente en la cocina japonesa, tanto en ensaladas como en sopas.

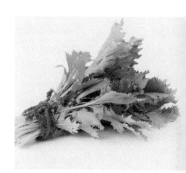

En casa. Las hojas de la mizuna se pueden comer crudas o cocidas en cualquier etapa de la planta. Esta planta se puede cultivar durante todo el año y consumir los brotes frescos, tiene una mayor duración y sus propiedades se concentran mayormente en los días cortos, por lo que solemos sembrarla en macetas, jardineras o en suelo libre, desde mediados de septiembre hasta marzo.

Remolacha

La remolacha (*Beta vulgaris* y *B. vulgaris flavescens*) es rica en sacarosa (puede llegar al 16%) y posee propiedades similares a las de la zanahoria. Es rica en ácido fólico y vitamina C, laxante, mineralizante y diurética.

Por su contenido en betaína, favorece la regeneración de las células del hígado y la eliminación de la grasa. Es muy útil en casos de fiebre, gripe, nerviosismo y anemia. También se atribuyen propiedades anticancerígenas a la remolacha cruda, especialmente si se toma en forma de zumo.

En casa. Se puede comer cruda, en ensaladas o jugo, o cocida como verdura, o se usa para extraer azúcar. Las hojas, hervidas, son diuréticas, laxantes y ricas en betacarotenos, calcio y hierro.

Precauciones. Por su contenido en sacarosa debe ser evitada por los diabéticos; por su contenido en sal, por los hipertensos. Y por su contenido en ácido oxálico (338 mg por cada 100 g) no debe consumirse en grandes cantidades en caso de litiasis.

Fuente de: antioxidantes (betaína y otros), ácido fólico y vitamina C.

Rúcula

Esta planta silvestre aromática (*Eruca sativa*) se usa para condimentar ensaladas y para elaborar salsas. También se puede considerar como una hortaliza de tonos amargos, que en ensaladas despierta el apetito. Se puede encontrar en casi toda Europa, y especialmente en Italia (el Véneto), en donde se añade a muchas pizzas tras el horneado.

Tocosh

Conocido como «la penicilina natural» del Perú, el tocosh es una preparación especial de la patata andina (*Solanum tuberosum*), obtenida a través de la fermentación. Segrega un olor muy fuerte, pero nos ofrece beneficios y propiedades saludables muy destacables, entre las que podemos comentar su alto contenido de alcaloides, aminoácidos y sustancias antimicrobianas. Es una patata con un bajo contenido de grasas que actúa como sustancia antibacteriana.

Harina. La harina de tocosh ayuda a controlar infecciones bronquiales, gripe, neumonía e infecciones gastrointestinales, en especial para la gastritis. Es asimismo muy interesante en caso de afecciones renales.

Esta harina ayuda también a evitar la osteoporosis e incrementa la flora intestinal, ayudando la mejor digestión de los alimentos. También contribuye a aumentar la temperatura corporal en climas fríos; basta con diluir una cucharadita de harina de tocosh en un vaso de agua caliente para calentar nuestro cuerpo. Se puede usar asimismo en heridas para impulsar la cicatrización y evitar cualquier tipo de infección gracias a sus características antimicrobianas.

Tomate

Los tomates maduros (*Lycopersicum esculentum*) están indicados precisamente contra la artritis y el reuma por sus efectos alcalinizantes; contra la obesidad, porque nutre sin aportar demasiadas calorías, y contra las dispepsias, porque facilitan la digestión de las féculas. Actúa contra la secreción excesiva de jugos gástricos, las afecciones intestinales y cardiovasculares, la mala circulación, la anemia y el raquitismo infantil; estimulan el páncreas, son depurativos y ligeramente laxantes, refuerzan las defensas del organismo y reducen el nivel de colesterol en la sangre.

Fuente de: betacarotenos, licopeno, vitaminas C y E, potasio.

Bueno para: el corazón y la fertilidad. Ayuda a prevenir el cáncer y alivia las afecciones cutáneas.

Zanahoria

La raíz de la zanahoria (*Daucus carota*), de color anaranjado, destaca por su contenido en betacarotenos, un compuesto que en el hígado se transforma en vitamina A.

La zanahoria es un potente antioxidante y anticancerígeno que destruye los radicales libres y retarda el envejecimiento. Comer zanahorias protege de la radiación solar, al estimular la formación de melanina en la piel. Es laxante y ayuda a disminuir el colesterol, además de ser un eficaz desintoxicante. Es rica en potasio y contiene fósforo, sodio, calcio y magnesio.

Se suele consumir cruda, que es como conserva sus propiedades. En jugos o en ensaladas, pero también hervida o añadida a platos elaborados en la cazuela. Se debe limpiar bien, pero pelar poco, porque es en su superficie donde hay más carotenos.

Zanahorias moradas. El morado era el color original de las zanahorias, que cambiaron los holandeses en el siglo XVI. En los últimos años se ven cada vez más zanahorias moradas, ricas en antocianina, un flavonoide antioxidante. La antocianina restaura el colágeno en el organismo.

Además de su poderío como alimento nutritivo y saludable, la zanahoria morada es rica en fibra, fortalece el sistema inmunitario y previene la diabetes.

Fuente de: vitamina A, carotenoides, ácido fólico, potasio, magnesio.

Bueno para: la vista y la circulación sanguínea. Previene las enfermedades cardiovasculares y el cáncer. También favorece la piel y las membranas mucosas.

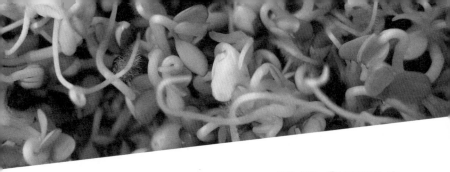

BROTES GERMINADOS
Y 'GREENERS' (MICROVERDES)

Para que el planeta vuelva a ser un jardín

Las humildes semillas germinadas son una auténtica «Superfood» y significan una nueva alquimia para la vida; facilitan la regeneración personal y, bien gestionada, su clorofila y otros nutrientes podrán contribuir, junto a las algas, a reducir la contaminación. Vale la pena recordar que la clorofila es muy parecida a la hemoglobina de la sangre, con la diferencia de que posee un ión de magnesio y en cambio el de la sangre es de hierro. La clorofila contribuye al transporte de oxígeno a las células y es un buen depurativo, desintoxicante y regenerador.

Clorofila beneficiosa, enzimas vivos

El consumo de clorofila suele alterar el color de la orina y las heces y puede ser tan desintoxicante que llega a producir arcadas en algunas personas con sólo olerla; denota un grado de intoxicación proporcional al rechazo que provoca. Por eso conviene empezar a tomarla diluida en agua o zumos de fruta o mixtos (zanahoria y manzana) y aumentar la concentración gradualmente. Para obtener clorofila se pueden emplear brotes de alfalfa germinada y, sobre todo, de la hierba del trigo —y de cebada—, cultivada sobre una pequeña capa de tierra.

La hierba del trigo puede comerse entera, acompañando las ensaladas y otros platos, como hacemos con los germinados. ¿Por qué cultivar y comer semillas germinadas? Ahora bien, porque junto al Rejuvelac, una bebida vital que también vamos a ver, son alimentos vivos muy ricos en enzimas vivos. Entre otras muchas funciones, los enzimas nos ayudan decisivamente a digerir los alimentos que comemos y a eliminar toxinas, alimentando el organismo en general, desde el hígado a los músculos.

La clorofila de la hierba de trigo

Se ponen en remojo semillas de trigo (o de cebada) durante doce horas y se esparcen luego sobre una capa de tierra húmeda de 1-2 cm, que podemos guardar en una caja baja de madera o cartón (unos 5-6 cm. de altura) o en semillero. Las semillas se esparcen por toda la superficie sin amontonarse y las cubriremos con un paño fino o papel absorbente (puede ser papel de periódico, pero elegid las páginas con menos tinta).

Sobre la caja se coloca un cristal para mantener la humedad, dejando una buena abertura para el aire. Hay que mantener el paño o papel humedecido hasta que la fuerza de la hierba lo levante. Es el momento de quitarlo y exponer la germinación a la luz indirecta del sol.

Cuando la hierba llega a tocar el cristal lo quitaremos y la germinación se expondrá directamente al sol, procurando que la tierra mantenga la humedad y no se seque. Cuando la hierba alcanza entre 10 y 20 cm de alto ya puede cortarse. Si queremos cortarla de nuevo mientras crece, tened en cuenta que cada vez que lo hagamos será más amarga.

El zumo

Extraer clorofila fresca de la hierba del trigo no es fácil con las batidoras o las licuadoras clásicas, ya que se necesita un equipo ex profeso, que hasta hace poco era carísimo. Pero, como hemos dicho, la llegada de tantos superalimentos ha favorecido el desarrollo de dos nuevos tipos de extractores de jugos a precios más razonables, uno de los cuales es ideal para los germinados y las semillas. Es fácil encontrarlos en Internet e, incluso, en algunas tiendas grandes de electrodomésticos.

Jugo de trigo germinado

El jugo de trigo germinado es un gran aliado de nuestra salud y resulta fácil de preparar en casa. Los médicos y terapeutas que lo conocen consideran que el jugo de trigo germinado es casi una panacea para muchas enfermedades. Para elaborarlo se necesita trigo germinado de unos 10-12 cm de alto. Si lo vamos dejando a ratos al sol se pondrá más verde y obtendremos más nutrientes. Cuidad que no se seque.

Al ser muy fibroso no se puede licuar. Y si no disponemos de la maquinita que existe exprofeso que ya hemos comentado será algo más laborioso, pero muy fácil, obtener el jugo moliéndolo en un mortero (preferiblemente de piedra). Exprimiremos entonces la pasta resultante en una gasa.

Hay quienes prefieren masticarlo mucho, beber el juguito que sale y después desechar la fibra que queda.

El jugo de trigo germinado es un gran recurso ante cualquier enfermedad. Cuanto más grave sea la enfermedad más necesitamos alimentos de este tipo, es decir, que nos aporten muchos nutrientes, pero sin que dejen residuos en nuestro debilitado organismo. Es un alimento rico en proteínas (contiene 16 aminoácidos), vitaminas y minerales. También resulta curiosa su similitud con la sangre humana, como hemos dicho antes.

Lo ideal es tomar el jugo de trigo germinado en ayunas o antes de las comidas (unas dos cucharaditas al día, como si fuera el «chupito» de los bebedores), pero se puede ampliar la dosis.

Comer cada día germinados es un auténtico regalo para nuestra salud.

Rejuvelac

Se trata de una bebida fermentada extraordinaria, muy energética y saludable, que se prepara a base de trigo germinado. Elaborar Rejuvelac en casa no es demasiado complejo si seguimos los pasos necesarios.

La fermentación es lo que hace que el jugo de trigo germinado y el Rejuvelac sean definitivamente diferentes. El Rejuvelac es una bebida muy rica en enzimas vivos (proteasa, amilasa, catalasa, lipasa...). cuyo nombre es de procedencia francesa y hace referencia a la propiedad rejuvenecedora de la bebida, que, como decimos, es el resultado de la fermentación del agua del remojo de las germinaciones.

El Rejuvelac es rico en proteínas, carbohidratos, dextrinas, fosfatos, sacarinas, lactobacilos, vitaminas C, E, y del grupo B. Contiene todos los nutrientes del trigo, uno de los alimentos más nutritivos que hay, pero es más fácil de digerir. Contiene también bacterias benignas que son necesarias para tener un colón saludable.

Rejuvelac con otros cereales. Las personas que sean alérgicas al trigo, o que prefieran otro cereal, pueden obtener Rejuvelac a partir de granos de cebada, quinoa, amaranto, mijo, centeno... Tened en cuenta que el sabor puede variar bastante.

CÓMO PREPARAR REJUVELAC EN 10 PASOS

1. En un frasco de boca ancha se ponen alrededor de ¼ de semillas de trigo blando.

2. Cubrid la boca del frasco con una malla, que aseguraremos con una cinta elástica, añadiendo suficiente agua (no clorada). Se deja en remojo de 6 a 10 horas.

3. A continuación escurridlas, enjuagadlas y volved a escurrir, una o dos veces al día, según la temperatura, hasta que el trigo empiece a germinar (suele tardar unos dos días).

4. Colocad el frasco en ángulo (unos 45 °C) para que puedan escurrirse bien. Aseguraos que las semillas no cubren toda la boca del frasco, ya que necesitan ventilación.

5. Alrededor de los dos días de germinación se llena el frasco con agua (no clorada), tres veces la cantidad de semillas germinadas. Dejar en remojo 48 horas a temperatura ambiente. Después de 48 horas, este líquido ya es vuestro primer Rejuvelac.

6. Se vierte el líquido en otro recipiente y lo guardaremos en el frigorífico.

7. Llenad de nuevo el frasco con más agua y dejadlo fermentar de nuevo durante 24 horas.

8. Se vierte este segundo Rejuvelac en otro frasco, que guardaremos igualmente en el frigorífico.

9. Se llena por tercera vez y lo dejamos 24 horas más.

10. Se vierte este tercer Rejuvelac en un frasco, que guardaremos en el frigorífico un máximo de 3-4 días. Una vez realizadas las tres tandas las semillas ya se pueden tirar (o bien dejarlas para el consumo de los pájaros).

Germinar semillas

Las semillas ideales para germinar deberían de ser de procedencia ecológica y no transgénica. Siempre que sea posible, pues, las elegiremos bio, es decir, sin tóxicos ni química de síntesis. Así mantienen todo su poder germinativo, saludable y nutritivo. Además de la soja y la alfalfa podemos descubrir el sabor de otras semillas para germinar con facilidad. Disponemos de… **alfalfa, amapola, arroz, judías azuki, cebolla, escarola, fenogreco, garbanzos, girasol, hinojo, lentejas, mostaza, quinoa, rabanitos, soja verde, trébol, trigo**… ¡y podéis probar con bastantes más!

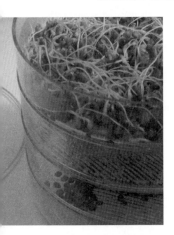

La alfalfa y los germinados

Normalmente utilizada como forraje para el ganado, la alfalfa (*Medicago sativa*) destaca por su riqueza en vitaminas, minerales y proteínas, y por su alto valor nutritivo. Hoy la alfalfa es un ingrediente adecuado para las ensaladas, y cocida en sopas y guisos estimula la evacuación intestinal. De las semillas de la alfalfa se obtienen unos germinados deliciosos, con los que se pueden elaborar bocadillos, panes, pasteles, sopas y platos combinados. No es fácil obtener alfalfa y semillas germinadas en estado fresco, aunque alguna empresa (*Vegetalia*) los ofrece. En todo caso se pueden germinar fácilmente en casa. Existen excelentes germinadores de todo tipo para ello, como los de la casa Vogel de varios pisos.

■ **Germinar en un frasco de cristal.** Si no hay germinador podemos germinar nuestras semillas en un simple tarro de cristal bien limpio, que mida un palmo de alto, más o menos.

1, Ponemos a remojar las semillas en agua dentro del tarro.

2. Quitamos el agua de remojo.

3. Colocamos el tarro cabeza abajo o inclinado, con la tapa puesta (una gasa o trapo fino).

4. Lavar las semillas dos veces al día hasta que el agua salga completamente limpia.

5. Guardamos el tarro en un lugar preferiblemente oscuro y cálido. Estarán a punto entre 4 y 8 días después.

6. Poner el tarro a la luz el último día para que los brotes sinteticen la clorofila y se vuelvan verdes.

■ **Germinar semillas de alfalfa.** La germinación de la alfalfa es un poco diferente, ya que prácticamente no requiere agua. Lo más frecuente es colocarlas sobre un trapo mojado y la misma humedad se encarga de todo.

La alfalfa previene la arteriosclerosis y está indicada en caso de epistaxis (hemorragia nasal frecuente) porque actúa como coagulante. Es eficaz en caso de anemia, falta de apetito, gases intestinales, enfermedades de los riñones y de la vejiga, cálculos en la vesícula, reumatismo, artritis y agotamiento crónico.

La alfalfa es diurética, depurativa y laxante y aumenta las defensas naturales contra las infecciones.

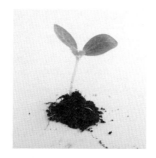

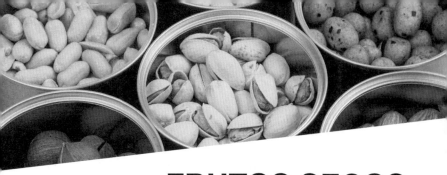

FRUTOS SECOS Y SEMILLAS

En general, los frutos secos y las semillas comestibles poseen interesantísimas propiedades nutritivas (almendra, anacardo, avellana, cacahuete, pistacho, nueces, piñones, pipas de girasol, pipas de calabaza…). Destacan por su alto contenido en proteínas, grasas y minerales y resultan ideales en cualquier equipaje ligero para salir de excursión. Los frutos secos se mantendrán más frescos si se compran enteros y se parten las cáscaras antes de consumirlos. Lo ideal es comerlos siempre crudos, pero a menudo se comen salados y fritos. Un recurso es combinar en el mismo tazón frutos secos crudos con los tostados y salados. Deben conservarse en un sitio fresco, seco y bien aireado, para evitar la formación de moho.

Junto al coco y al cacao, hemos elegido los que, como superfood, resultan más interesantes; la mayoría son bien conocidos y fáciles de conseguir.

Mucho más novedosas, y tanto o más interesantes desde el punto de vista de la buena nutrición y la salud, son las semillas (cáñamo, lino, chía, sésamo, calabaza, girasol…) cada vez más presentes en el mercado.

Almendra

Este fruto típico mediterráneo (*Amygdalus communis*) es un alimento muy equilibrado y nutritivo, que actúa como reequilibrante nervioso y antiséptico intestinal. No incrementa la tasa de colesterol en la sangre y aporta la misma proporción de proteínas que la carne (18%), además de calcio, hierro y vitaminas del grupo B.

Las almendras son beneficiosas en los casos de inflamación de estómago, intestinos o vías urinarias. También son útiles durante la lactancia, en caso de astenia física o intelectual, litiasis, infecciones, estreñimiento (es muy útil tomar dos cucharadas soperas de aceite de almendra dulce) y putrefacción intestinal.

Leche de almendras. Es realmente nutritiva: proporciona dos veces y media más hierro que la misma cantidad de leche de vaca y aporta la misma cantidad de proteínas.

Crema de almendra. Las almendras son ricas en grasas monoinsaturadas, que favorecen la reducción del colesterol LDL y disminuyen el riesgo de afecciones cardíacas, ayudan a bajar la presión arterial y controlan el azúcar en sangre.

Anacardo

Es el fruto (*Anacardium occidentale*) de un árbol originario del Amazonas que da dos frutos, uno carnoso (el marañón o cajú) y otro, en el extremo exterior, que es el anacardo. Se trata del fruto seco más rico en hierro, zinc y fósforo, que existe. Y contiene vitamina E, que junto con el zinc beneficia el aparato reproductor. También es rico en selenio, cobre y manganeso, que son antioxidantes; en triptofano y en luteína, beneficiosa a la vista.

En casa. Para hacerlos más apetitosos podemos tostarlos ligeramente y añadirles un poco de sal. Los anacardos se emplean, al igual que las avellanas, en productos de pastelería y contienen de un 40 a un 50% de un aceite muy fino, similar al de las almendras dulces.

Tisana. La infusión de las hojas de anacardo se usa en gargarismos contra las afecciones de garganta.

Leche y queso de anacardos. Con los anacardos se prepara una bebida excelente, que podemos convertir en un extraordinario queso vegetal si se activa con «Rejuvelac» (ver capítulo de germinados) o con un probiótico (una cápsula de los que se venden como suplemento dietético, por ejemplo),

Avellana

El avellano (*Corylus avellana*). es un arbusto cuyo fruto compite con la almendra en valor alimenticio. Este sabroso fruto oleaginoso (contiene del 50 al 60% de aceite) es uno de los más digestibles, recomendable durante los períodos de crecimiento acelerado (adolescencia), el embarazo y la vejez y contra los cólicos nefríticos, la tuberculosis, la litiasis urinaria y la diabetes. El consumo habitual de avellanas puede reducir el nivel de colesterol en la sangre.

Horchata de avellanas. Enriquecida con un poco de miel, es un poderoso reconstituyente. Las avellanas mezcladas con hidromiel o agua endulzada alivian la tos persistente.

Cacahuete

El maní o cacahuete (*Arachis hypogaea*) destaca por su contenido en proteínas (23 g. por 100 g, el doble que el trigo), en grasas (48%) y en niacina (22 mg por cada 100 g). El cacahuete proporciona mucha energía (620 kcal por cada 100 g, en crudo, y hasta 640 kcal, tostados).

Minerales y vitaminas. Es un alimento muy rico en las vitaminas B_3 (18 mg cada 100 g), B5, B1 (0,90 mg cada 100 g) y E, magnesio (210 mg. cada 100 g), zinc (3,50 mg. cada 100 g), potasio, fósforo (430 mg por 100 g),

El cacahuete ayuda a una buena circulación y regula la presión arterial. El potasio que contiene puede ayudar a prevenir enfermedades reumáticas o artritis y está indicado en está indicado en caso de astenia o fatiga.

El alto contenido en zinc del cacahuete facilita la asimilación y el almacenamiento de insulina. También ayuda a combatir la fatiga e interviene en el transporte de la vitamina A a la retina.

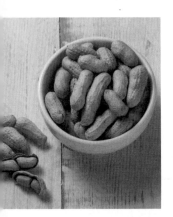

El cacahuete es un alimento rico en fósforo que ayuda a mantener la piel, huesos y dientes sanos

Coco

Es el fruto (*Cocos nucifera*) de la palmera tropical originaria de Sri Lanka, muy extendida por América, África y Asia y que puede alcanzar los 30 metros de altura.

El coco es uno de los alimentos milagrosos que ofrece la naturaleza. Entre otros muchos usos, se utiliza como loción hidratante de la piel, para prevenir las afecciones cardíacas, para la obtención de ácido láurico, que ayuda a reducir tanto la presión arterial como el nivel de colesterol nocivo LDL, e incluso para adelgazar, puesto que activa el metabolismo. Asimismo, se emplea en algunos hospitales para tratar problemas digestivos y es un ingrediente básico de casi todas las leches maternizadas.

Leche, agua y pulpa de coco. Tanto la carne como el jugo (leche de coco, agua de coco) son ricos en fibra, proteínas y minerales (magnesio). El agua de coco es rica en electrolitos (sales que transportan energía en el organismo), por eso es una alternativa saludable a las bebidas isotónicas (azúcar, colorantes…) convencionales.

Aceite de coco. A partir del coco se obtiene el aceite de coco y el coco seco y rallado, que se usan en pastelería..

Siempre que puedo, añado pulpa y agua de coco fresco a los batidos verdes. De todas formas, el problema del coco es su alto contenido en grasas saturadas, que aumentan la tasa de colesterol en la sangre.

Nueces

Se considera que la nuez (*Juglans regia*) es la reina de los frutos secos. Las nueces son ricas en proteínas de alto valor biológico, grasas insaturadas y manganeso, laxantes, vermífugas y muy energéticas (700 kcal por cada 100 gramos). Cinco nueces al día reducen sensiblemente el riesgo de padecer enfermedades del corazón, gracias a su proporción óptima de ácidos grasos omega.

Las nueces secadas al natural conservan todas sus propiedades, pero son difíciles de encontrar porque este proceso supone invertir mucho más tiempo. Se distinguen porque en medio húmedo y caliente pueden germinar. Para disfrutar de todos sus beneficios es fundamental que las nueces sean de cultivo biológico y se coman crudas (la cocción destruye sus beneficios nutricionales).

Fuente de: aceites ácidos grasos omega-3 y omega-6; proteínas, minerales y grasas vegetales insaturadas (mono y poliinsaturadas); fibra y antioxidantes (entre ellos, las vitaminas E y C).

Buenos para: el cuidado del organismo y la salud en general. El consumo de un puñado de nueces nos aporta un sinfín de nutrientes que es imposible conseguir incluso con el aporte de los mejores suplementos dietéticos.

Nueces de Brasil

La castaña de la Amazonia, más conocida como nuez del Brasil (*Bertholletia excelsa*), coquito o «castañas de pando» (en Bolivia), es uno de los frutos secos más valiosos que se conocen, por su riqueza en proteínas y aminoácidos.

Las nueces de Brasil, de delicado gusto, son una fuente excelente de selenio y una buena fuente de magnesio y de tiamina. Son ricas en proteína (14%), carbohidratos (11%), y grasa (67%).

Virtudes. Son antioxidantes, emolientes y, sobre todo, muy nutritivas.

Selenio. Las nueces de Brasil son ricas en grasas insaturadas y, sobre todo, en selenio: 100 g de nueces de Brasil contienen más de 30 veces la dosis diaria de selenio recomendada para un adulto, por lo que conviene consumirlas con moderación.

Nueces de macadamia

Las nueces de macadamia o nueces australianas (*Macadamia integrifolia*) son ricas en grasas insaturadas, que contribuyen a la disminución del colesterol y mejoran la función cardiovascular. Además, son también ricas en ácidos grasos omega-3.

Vitaminas y minerales. Contienen vitaminas C y E, y minerales: potasio (368 mg.), fósforo (195 mg), calcio (108 mg) y hierro (2 mg).

Las nueces de macadamia son ideales para reducir el colesterol nocivo LDL. Se sabe que el consumo regular de nueces de macadamia reduce el riesgo de muerte por enfermedad cardiaca coronaria.

En casa. Se pueden comer crudas y como ingrediente de galletas, helados y yogures. Su sabor y textura son incomparables.

Pecanas

Las energéticas nueces pecanas (*Carya illinoinensis*) contienen aminoácidos y proteínas, fibra, grasas, almidón y azúcares, tiamina, riboflavina, niacina, ácido pantoténico, beta carotenos, ácido fólico y vitaminas A , B$_6$, C , E, y K. Entre los minerales son ricas en calcio, hierro, magnesio, fósforo, potasio, zinc, cobre, manganeso y selenio.

Al igual que el resto de nueces, y prácticamente todos los frutos secos, las pecanas, que destacan por su alto contenido en antioxidantes y en grasas mono saturadas, ayudan a combatir el colesterol nocivo. Entre sus virtudes destacan la protección del sistema cardio vascular. Además, la ingesta de pecanas, de nueces y de frutos secos en general, ayuda a reducir el riesgo de diabetes del tipo 2.

Pistacho

Esta semilla oleaginosa (*Pistacia vera*) también aporta mucha energía (600 kcal por 100 g) y se utiliza como aperitivo o tentempié, o en repostería.

El renovado interés por el pistacho en nuestro país se debe, junto a su excelente sabor, a la proporción de nutrientes, que es muy equilibrada si son crudos (lo ideal es elegir el pistacho al natural, crudo, sin salar ni tostar). Aportan un 20% de proteínas vegetales, tanto como las legumbres o la carne y un 28% de carbohidratos de absorción lenta. También un 10% de fibra, ideal para ayudar a regular el tránsito intestinal, y un 44,5% de grasas, formadas hasta en un 54% por el monoinsaturado ácido oleico, el mismo que domina en el aceite de oliva o la pulpa del aguacate.

Para la vista y el corazón. La luteína y los carotenos protegen la vista. Se ha asociado el consumo de pistachos con una menor incidencia de cataratas, degeneración macular y pérdida de visión, así como con una buena percepción visual nocturna. Además, de una a tres raciones diarias (de 30 a 100 g) ayudan a reducir un 11% el colesterol malo LDL

Obesidad y diabetes. Los diabéticos pueden usarlos para reducir la carga glucémica elevada de otros alimentos, como el pan o las patatas. Pero por otra parte, cada pistacho aporta unas 3 calorías, así que debe consumirse con moderación.

En la cocina. Los pistachos son en Oriente Medio un ingrediente básico en repostería. Entre nosotros se utiliza

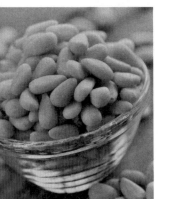

además en la elaboración de helados y en un sinfín de recetas; quedan muy bien en las cremas de verduras, pero es en los postres en donde más aparecen.

Piñones

Los piñones (*Pinus pinaster*) son un pequeño tesoro para el sistema pulmonar. Proporcionan fuerza y energía (510 kcal por 100 g) en muy poco espacio, por eso, al igual que los otros frutos secos, se convierten en un excelente alimento en caso de excursión de mochila.

En Asia y Oriente Medio se extrae de esta semilla del pino un aceite empleado para condimentar ensaladas y para hacer inhalaciones contra las afecciones bronquiales y el reuma.

Los piñones están indicados en caso de enfermedades pulmonares, debilidad general, anemia, impotencia y parálisis.

En casa. En vez de bollería y pastelitos industriales, se recomienda dar a los niños un puñadito de piñones (unos veinte) con medio vaso de zumo de zanahoria y manzana.

FRUTA PASA DESECADA

Dátiles

El dátil es el fruto de la palmera hembra *Phoenix dactylifera*, que puede alcanzar los 30 metros de altura. Es rico en minerales (hierro, fósforo, calcio, magnesio) y vitaminas (A, B_1, B_2, D, niacina).

Virtudes. En los países árabes, donde se consumen dátiles con regularidad, la incidencia del cáncer es muy pequeña. Se utiliza como alimento, para hacer pan y para elaborar jarabes.

Están indicados también durante el embarazo, para los deportistas, en caso de anemia o astenia y durante las convalecencias, por su gran valor energético. El dátil es emoliente (ablanda los tumores), pectoral, tónico y calmante, fortalece el estómago y previene el envejecimiento prematuro. Actúa contra la diarrea, la colitis crónica, los resfriados, la artrosis y la osteoporosis.

Dulzor saludable. Los dátiles forman parte de uno de los endulzantes más sanos que existen; el puré de frutas (con pasas, orejones y ciruela desecada).

Precaución. Deben consumirlos con moderación las personas obesas, diabéticas o con cálculos en los riñones.

Uva pasa, ciruela pasa

Conocemos como «pasa» la uva madura secada al sol o por cocción. Las pasas más conocidas son las de Esmirna y de Málaga, grandes y con pocas semillas, y las sultanas y de Corinto, pequeñas y sin semillas. Constituyen un poderoso, calórico y nutritivo alimento, muy fácil de transportar.

Ciruelas y estreñimiento. Las ciruelas pasas desecadas son muy energéticas y laxantes. Las personas con estreñimiento suelen poner por la noche, antes de ir a dormir, un par de ciruelas pasas en un vaso cubiertas de agua y tomarlas, agua incluida, al levantarse por la mañana siguiente.

Orejones, higos secos

Orejones de albaricoque. Son ricos en minerales (hierro y potasio) y en fibra y proporcionan mucha energía. Se utilizan para preparar rellenos o como ingrediente del muesli. Antes de consumirlos conviene dejarlos en remojo en agua para que se reblandezcan y sean más fáciles de digerir.

¡Elegidlos ecológicos!: conviene que los orejones no contengan sulfitos ni, en caso de asma, dióxido de azufre (E-220) que se añade antes del secado, para conservar su color.

Higos secos. Alimento muy calórico fácil de digerir e indispensable de la dieta mediterránea, son ricos en fibra (10 g por 100 g), contienen más calcio que cualquier otra fruta (100 mg por100 g) y también hierro y potasio.

Pueden secarse de forma natural (en Extremadura, los ecológicos y de calidad se dejan secar en el árbol), libres de productos químicos.

Una forma tradicional de comerlos es abrirlos y rellenarlos de frutos secos.

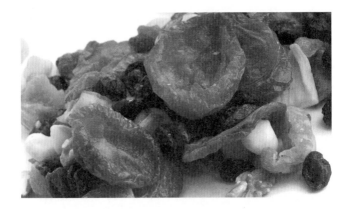

LAS SEMILLAS

Además de contener el germen de una nueva planta, las semillas son una pequeña «superfood» que nos aporta grasas, proteínas, minerales, vitaminas (E y del grupo B, excepto B12), fibra… y mucha energía.

Las semillas son ricas en grasas insaturadas y se usan para elaborar aceites vegetales, como el de girasol, o para decorar productos de panadería y otros alimentos, como se hace con las semillas de adormidera o de sésamo. Con las semillas igualmente podemos obtener los cada vez más populares brotes germinados.

Algunas semillas se comen tostadas, como aperitivo o entre horas, aunque pierden algunas virtudes. Entre ellas destacan las pipas de girasol y las de calabaza, que son beneficiosas para la buena salud de la próstata; conviene tostar (sin sal) las pipas de calabaza porque crudas son más indigestas y pueden contener sustancias tóxicas.

Semillas de girasol, cáñamo, calabaza,…

Las semillas tostadas de girasol (*Helianthus annuus*) se usan como alimento y se conocen con el nombre de pipas; contienen un aceite rico en ácidos grasos insaturados (30 %) y son calmantes y refrescantes. Aportan vitaminas E y B1, potasio, fósforo y magnesio.

En tisana alivian la jaqueca y previenen la arteriosclerosis. La tintura de las flores y de los tallos actúa contra el paludismo, incluso en los casos en que la quinina es ineficaz. En homeopatía se usa el girasol (tintura madre) contra las afecciones del bazo, el paludismo y la fiebre. Como germinado, las semillas de girasol son muy alimenticias. Los brotes de girasol se pueden incluir en sabrosas salsas para ensaladas, quesos, leche, patés de germinados, dulces y postres.

Semillas de cáñamo (*Cannabis sativa*). Aportan proteínas y son muy útiles contra la inflamación de las vías urinarias. Se utilizan principalmente para alimentar a las aves, pero también se emplean en la alimentación humana en forma de horchata, que se prepara con 50 g de semillas de cáñamo, agua y un endulzante (si usáis azúcar, que sea integral de caña o panela).

Las semillas de calabaza (*Cucurbita pepo*) son ricas en hierro, fósforo, potasio, magnesio y zinc, ayudan a eliminar parásitos intestinales y cocidas son útiles contra el insomnio y el dolor. Su aceite es indicado para problemas de próstata y sistema urinario en general.

Semillas de amapola. El color negro de las semillas de amapola (*Papaver rhoeas*) las hace inconfundibles y enormemente apreciadas, tanto en la cocina como desde un punto de vista medicinal. La podemos incluir en panes, pasteles, galletas, sopas, pastas, ensaladas... También se usan en la elaboración de panes especiales y otras comidas, como sopas o pastas.

Son muy ricas en nutrientes esenciales: ácidos grasos saludables: destaca sobre todo la presencia de ácidos grasos omega-3 y omega-6.

Tres cucharadas soperas de semillas de amapola aportan un 12% del valor diario de fibra recomendado. Destaca también la presencia de vitaminas del grupo B (en especial B1, B2, B3, B5, B6 y ácido fólico o B9), así como vitamina E y C. Y minerales: podemos mencionar el contenido en magnesio, calcio, manganeso, potasio, fósforo, hierro, zinc y cobre.

Por su contenido en ácidos grasos esenciales omega-3 y omega-6 son un alimento indispensable para cuidar nuestro sistema cardiovascular.

Ayudan también a reforzar las defensas de forma natural y son beneficiosas para el sistema nervioso.

Chía

Una de las estrellas actuales entre las «Superfood» son las semillas de chía (*Salvia hispánica*), cuyas propiedades ya eran conocidas por las civilizaciones precolombinas.

Las dos variedades actuales de chía proceden de especies de América Central, y se cultivan a gran escala y de forma certificada en Australia y Bolivia.

La chía es considerada un superalimento con gran capacidad para saciar el hambre; retiene mucha agua y aumenta hasta 20 veces su volumen, lo que provoca saciedad.

Calcio y Omega-3. Las semillas de chía son la fuente vegetal más rica en ácidos grasos Omega-3 (el 20% de su peso) que se conoce. También contiene magnesio, selenio, zinc, manganeso y fósforo, aminoácidos (metionina, cisteína y lisina; no contiene taurina), fibras y antioxidantes. Su riqueza en calcio hace que las semillas de chía sean igualmente una de las fuentes vegetales más importantes, junto con las semillas de sésamo. Las semillas de chía tienen un contenido de calcio de 600 mg por 100 g, cinco veces más que la leche.

Vitaminas. La chía posee 5,4 mg por 100 g de vitamina C, siete veces más que las naranjas. En potasio contiene 809,15 mg por 100 g, dos veces más que el de los plátanos. Y la presencia de hierro (9,9 mg por 100 g) es tres veces más que en las espinacas. Contiene también vitaminas del grupo B (B_1, B_2, B_3, B_6) y vitamina E.

Multiusos. La semilla de chía posee un potencial enorme para la industria alimentaria. Hoy ya se utiliza para enriquecer panes, pasteles y barritas de cereal; en la producción de hidrolizados de proteínas y en la producción de mayonesa, entre otros productos.

En casa. Pueden añadirse a los cereales para el desayuno junto con otras semillas, como las semillas de girasol o calabaza, o comer por separado, a modo de un saludable y nutritivo snack. A diferencia de semillas de lino, las semillas de chía no se estropean y pueden ser almacenadas durante años en la despensa en un envase de vidrio bien cerrado.

Se pueden comer las semillas de chía crudas, como un suplemento o utilizarlas como condimento para ensaladas, pasta, arroz, mijo, quinoa, habas y otros cereales o legumbres. Y son un complemento excelente para sopas y cremas.

Es recomendable consumir, como máximo, 15 g de semillas de chía al día.

Lino

Las semillas de lino o linaza (*Linum usitatissimum*), de las que se obtiene aceite y harina y que sirven para preparar maceraciones, tisanas y cataplasmas, son laxantes, emolientes, calmantes, refrescantes, desinfectantes y diuréticas. Hoy son un superalimento importante, gracias, entre otros motivos, a un descubrimiento científico: estas semillas contienen fitoquímicos importantísimos, entre ellos 25 componentes anticancerígenos. Por otra parte las semillas de lino son ricas en enzimas, fibra y vitamina E.

En una dieta vegetariana constituyen una fuente crucial de ácidos grasos omega-3. Poseen además un efecto antiinflamatorio total, y son muy útiles en caso de estreñimiento, irritación gastrointestinal, nefritis y cistitis.

Aceite de linaza. Es el más rico en ácido alfalinoléico, precursor de los ácidos grasos omega 3. Las semillas del lino contienen de un 30 a un 40% de aceite de alto valor calórico y de acción calmante y diurética.

En casa. Añadir a las ensaladas un par de cucharadas de semillas de lino, ya sean enteras o trituradas, es una saludable costumbre.

Agua de linaza. Es una bebida natural que se elabora a partir de la infusión de semillas de lino, a la que habitualmente se le añade jugo de limón como forma de aumentar sus cualidades y para ayudar a que esta bebida no se estropee con facilidad al guardarla en la nevera. Aporta increíbles beneficios y propiedades para la salud en general.

Por su alto contenido en fibra, las semillas de lino ayudan a controlar el nivel de glucosa en la sangre, por eso son interesantes para los diabéticos. Además, alivian el estreñimiento y sus enzimas favorecen la digestión.

Preparación. Para hacer el agua de semillas de lino fácilmente en casa sólo se necesitan 2 cucharadas de semillas de lino o de linaza y el zumo de un limón. Ponemos el equivalente a 4 tazas de agua en un cazo o cacerola y llevamos a ebullición. Justo cuando comience a hervir se añaden las semillas de lino en la cantidad indicada y dejamos que hierva durante 3 minutos; apagar el fuego, tapar y dejar en reposo otros 3 minutos más. Dejar enfriar.

Una vez frío cuela y agua y retira las semillas. Ahora parte el limón por la mitad y exprímelo para obtener su jugo. Pon el agua de las semillas en un recipiente de vidrio y añade el zumo de limón, mezclando bien.

Se puede beber un vaso de esta bebida al día, preferiblemente en ayunas. En uso externo sobre el cabello lo aplicaremos después del lavado habitual con champú y acondicionador, masajeando bien con las manos impregnadas sobre el cuero cabelludo.

Sésamo

Las semillas de sésamo (*Sesamum indicum*) son ricas en fibra, proteínas, grasas, vitaminas B y E. En ellas hay gran cantidad de minerales, especialmente magnesio, potasio, hierro, fósforo y calcio. La bebida que se puede hacer con semillas de sésamo contiene casi tanto calcio como la leche de vaca, pero es de más fácil asimilación. El sésamo también estimula la producción de leche durante la lactancia, favorece el crecimiento, fortalece el sistema inmunitario y mantiene sanos la piel y el cabello. Su contenido en lecitina y fósforo favorece el buen funcionamiento del sistema nervioso.

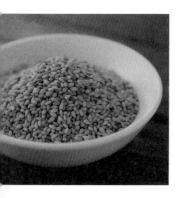

El sésamo se puede encontrar en el mercado pelado (blanco) o sin pelar (marrón). Las variedades clara y tostada se venden tanto peladas como sin pelar. Es preferible comprarlas sin pelar y sin tostar, y de cultivo biológico, para poderlas germinar, pues las semillas con piel suelen tratarse con disolventes químicos.

Aceite. Las semillas de sésamo contienen un 50% de aceite con un 90% de ácidos grasos no saturados y los residuos que quedan, ricos en proteínas, se trituran y sirven para untar pan o galletas; si se añade agua a esta pasta se obtiene la leche de sésamo, que se mantiene fresca bastante tiempo y contiene más calcio que la de vaca.

En casa. Brotes germinados. Las semillas son tan pequeñas que brotan tras un tiempo muy corto, normalmente de uno a tres días. Si se dejan germinar más tiempo, su sabor amargueará. El sésamo en brotes es un componente básico de la dieta viva y rica en enzimas nutritivos. Con él podemos hacer leche, quesos, yogures, aliños para ensaladas, panes, cereales y dulces.

Gomasio. Son los granos de sésamo molidos con sal marina (a veces suavemente tostados). Puede encontrarse el gomasio hecho, en bote (algunos contienen también algas molidas en pequeña cantidad). Para degustar recién hecho este preparado que la cocina macrobiótica ha acercado a nuestras mesas existen unos molinillos (suribachi); de esta forma jamás podrá enranciarse.

Tahini. Es una pasta hecha a partir de semillas de sésamo molidas que interviene como ingrediente en varios platos de Oriente Medio. Se compone de sésamo (preferentemente tostado) molido, al que se añade líquido (agua, aceite de semillas o aceite de oliva) y una pizca de sal; dientes de ajo chafado; sal, zumo de limón y opcionalmente perejil, finamente picado.

Moringa

En el Antiguo Egipto ya se conocían las virtudes nutritivas de la moringa (*Moringa oleifera*); se comían sus hojas, y también los romanos la usaban como alimento y medicina. Además, purificaban con moringa el agua para beber. Hoy sabemos, según estudios científicos, que un ser humano podría sobrevivir comiendo simplemente las hojas, flores y semillas de este árbol, ya que posee de sobra todos los nutrientes que el organismo necesita para sobrevivir confortablemente.

Un contenido asombroso. La moringa es la planta con mayor proteína de la Tierra. El 40% de sus hojas es pura proteína, y tiene cuatro veces más calcio que la leche de vaca, cuatro veces más vitamina A que la zanahoria, siete veces más vitamina C que las naranjas, cuatro veces más hierro que las espinacas, tres veces más potasio que los plátanos... Y tres veces más proteínas que la carne animal y la soja, tres veces más magnesio que las lechugas... y 46 antioxidantes que, como se sabe, ayudan a combatir el envejecimiento, así como 36 sustancias antiinflamatorias.

Amoniácidos. La moringa contiene 18 de los 20 aminoácidos. Y por supuesto, de ésos 18, los 9 esenciales. Todo eso en un alimento 100% natural.

La semilla contiene un 40% de aceite, que es de alta calidad, poco viscoso y dulce, con un 73% de ácido oleico, similar al aceite de oliva.

Superfood del futuro. De la moringa se aprovecha prácticamente todo, pero donde realmente adquiere una importancia decisiva es en la alimentación. El carácter milagroso de su poder nutritivo se debe a que es una especie que exige pocos cuidados. Crece rápidamente hasta alcanzar entre tres y cinco metros en un año y es resistente a la sequía. Esta última característica, unida al bajo coste de producción, convierte a la moringa en un cultivo más que aconsejable en las extensas zonas desérticas o semidesérticas del trópico africano, donde existen graves problemas de hambre, desnutrición y subalimentación.

En la cocina. La moringa ofrece una amplia variedad de productos alimenticios, ya que todas las partes de la planta, incluida la raíz, son comestibles y muy nutritivas.

Como las judías tiernas. Las vainas verdes se consumen cocidas y saben de modo similar a las judías verdes o las habichuelas. Las vainas maduras se hierven en agua con un poco de sal, se abren y se extraen las semillas ya listas para tomar, con un sabor parecido al de los garbanzos, aunque también se pueden consumir tostadas.

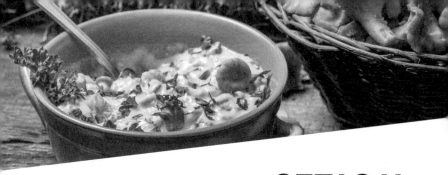

SETAS Y PROTEÍNA VEGETAL

Como superfood, las setas están hoy en día de actualidad, porque se están confirmando sus múltiples propiedades medicinales, sobre todo en algunas setas asiáticas que han llegado a Occidente (shiitake, reishi, maitake…) y están ofreciendo unos resultados extraordinarios. Por otra parte, la tradición cultural amiga de las setas es cada vez más viva en algunas zonas de la Península Ibérica.

Generalmente las setas se recogen silvestres en el bosque, aunque algunas especies se pueden cultivar, como los champiñones, las gírgolas, conocidas también como setas de cardo (*Cantharellus cibarius*) o de de ostra (*Pleurotus ostreatus*), el cep, porro o pambazo (*Boletus edulis*), la seta castaña y la seta de invierno. Existen decenas de setas interesantes.

■ **Como medicina.** Las setas tienen un poder antioxidante que potencia las defensas del organismo y ayuda a evitar procesos inflamatorios y cancerígenos. También ayudan a tratar la depresión, favorecen la concentración y son excelentes contra el estrés. Regulan el nivel de colesterol e hipertensión, protegen el riñón y el hígado, y favorecen el tránsito intestinal. También combaten el estreñimiento y ayudan en las dietas de pérdida de peso.

■ **Como alimento.** Las setas son ricas en fibra y minerales, y contienen gran cantidad de agua y pocos carbohidratos y grasas, lo que las hace ideales en dietas de adelgazamiento. Parte de esa ligereza también se debe a la fibra y al potasio, ayudando al tránsito intestinal.

Las setas poseen un alto nivel de nutrientes, sobre todo vitaminas y minerales: potasio, fósforo, sodio, cobre, hierro. Son muy ricas en vitaminas del grupo B, especialmente riboflavina (B2) y niacina (B3). También son una de las pocas fuentes de vitamina D de origen no animal que se conocen.

■ **En la cocina.** Su sabor más bien neutro hace de las setas un acompañamiento perfecto para cualquier plato. Las podemos comer acompañando algún estofado o guiso, en puré, revoltillo o como más os gusten. Cocinadas adecuadamente y en cantidades razonables, sus exquisitos sabores convertirán nuestros platos en una verdadera delicia culinaria. De todas formas, no conviene comer setas en grandes cantidades, porque contienen quitina, un elemento común en los crustáceos y algunos insectos, que suele dificultar la digestión en el organismo.

Además del innumerable recetario gastronómico que se puede hacer con ellas, algunas setas son excelentes para la salud y longevidad.

■ **Precauciones.** No hay reglas generales para diferenciar las setas venenosas de las comestibles; por eso conviene no recoger setas silvestres si no se conocen bien. Las toxinas de las setas venenosas no desaparecen con la cocción ni con la deshidratación (con la deshidratación todavía se concentran más). Unos pocos gramos de ciertas especies de setas venenosas (como la *Amanita phaloides*) pueden resultar mortales.

Un peligro de las setas comestibles, además de la posibilidad de confundirlas con algún hongo venenoso, es que tienden a acumular metales pesados procedentes de la contaminación. Para evitar fermentaciones es mejor no recalentarlas ni dejar restos para el día siguiente. Conviene evitar las setas en caso de padecer alguna enfermedad renal, artritis o reuma, porque algunas especies contienen ácido úrico.

Shiitake

La seta shiitake (*Lentinula edodes*) es originaria de Japón, en donde crece al pie de las encinas. Posee propiedades medicinales si se toma seca y puede añadirse a caldos, sopas, estofados. Además, ayuda al cuerpo a eliminar grasas de origen animal.

Reconocido anticáncer. Las setas shiitake nos ofrecen una amplia variedad de fitonutrientes únicos juntos, por eso se consideran como uno de los alimentos *nutracéuticos* por excelencia, gracias a sus propiedades anticancerígenas y de fortalecimiento del sistema inmunitario. Son ricas en vitamina B, y una excelente fuente de ácido pantoténico, vitamina B2, B6, niacina, colina y ácido fólico. Además, son también una excelente fuente de selenio y cobre y una muy buena fuente de zinc y manganeso. También son una buena fuente de vitaminas D y K y y fibra dietética.

En la cocina. Se remoja la seta y se corta finamente, dejándola hervir a fuego lento unos 20 minutos, y se toma una taza. En Japón se usa para preparar una sopa muy apreciada, y forma parte del dashi, un plato de caldo de pescado muy corriente en la cocina japonesa.

Para maximizar su sabor y la conservación de sus nutrientes es importante no cocinarlas demasiado. Se recomienda un tiempo máximo de cocción de 7 minutos para conservar su sabor y aumentar al máximo la retención de nutrientes. Poseen un rico sabor ahumado, que no deja al paladar indiferente.

Champiñón y Champiñón silvestre

Cuanto más frescos son, mayor es la cantidad de vitamina C que contienen estos populares hongos (*Psalliota campestris*), de inconfundible color blanco grisáceo, que aportan más vitaminas si son silvestres. Los champiñones son útiles contra la albuminuria, la hipertensión, las enfermedades del corazón y del riñón y la artritis.

La llegada de otras setas beneficiosas (shiitake, reishi…) ampliamente utilizadas en la medicina oriental, anima a redescubrir los beneficiosos efectos de los champiñones.

Fuente de: vitaminas A, B1, B12, C, D y E, minerales (zinc) y proteínas.

Bueno para: depresión y ansiedad, fatiga.

Reishi, príncipe de los adaptógenos

En la Medicina Tradicional China, el reishi (*Ganoderma lucidum*), o Ling Zhi, es la seta de la eterna juventud, que promueve la longevidad y mantiene la vitalidad del organismo. Allí lo describen como el «elixir de la Inmortalidad» por sus propiedades terapéuticas; los taoístas consideran que aumenta la energía espiritual. Es un gran antioxidante, excelente en caso de insomnio, ansiedad, estrés y fatiga crónica. Ayuda también con eficacia en el tratamiento de la artritis, es antialérgica, anti-inflamatoria, antiviral, antibacteriana y antioxidante.

Silvestres y de cultivo. Desde hace por lo menos 2.000 años, el hongo reishi era uno de los secretos de la longevidad en la cultura tradicional china, y su uso era altamente valorado por los Emperadores: se dice que el imperio contaba con más buscadores de setas reishi en los bosques que para proteger el país.

Tras muchos intentos infructuosos, en 1972 se logró cultivar por primera vez y enseguida comenzó su comercialización allí. En la década de 1980 se comenzaron a estudiar en China y Japón sus propiedades medicinales si se toma con más o menos regularidad.

En Japón. La variante japonesa del reishi (rokkaku), tiene forma de cuerno de ciervo, sin el sombrero que caracteriza la especie silvestre. Esa variante, para desarrollarse, requiere determinadas condiciones de humedad y luz solar.

Allí, en los cultivos de setas, éstas se podan antes de que los sombreros se abran y, con ello, se evita la pérdida de esporas. De ese modo se conservan todas las propiedades beneficiosas.

Es rico en contenido: alcaloides, ácidos triterpine, ergosteroles, ácido fumárico, cumarinas, lactona, manitol, y muchos polisacáridos. También contiene terpenos, esteroides, fenoles, nucleótidos y sus derivados y glicoproteínas; lectinas, enzimas y ácidos grasos de cadena larga.

Igualmente es rico en minerales: potasio, calcio (se usa en caso de inflamaciones osteoarticulares), fósforo, magnesio, selenio, hierro, zinc, cobre, sílice, azufre, sodio, manganeso, estroncio y germanio.

Adaptógeno[1]. Hoy el reishi es considerado como el «príncipe de los adaptógenos», como seta medicinal *inteligente* que ayuda al cuerpo adaptarse al estrés y al medio ambiente.

----

1 Información sobre adaptógenos en el libro *Manual práctico de plantas medicinales*, de Janice Armitt y Jaume Rosselló, publicado por esta misma editorial.

Cáncer. El reishi posee propiedades anti-tumorales; es efectivo en combatir el cáncer de pulmón (se han observado reducciones de hasta 80,8% en el volumen y masa del tumor y efectos anti-inflamatorios). Es también muy eficaz en caso de hepatitis, hipertensión y diabetes. Mejora el funcionamiento del sistema inmunitario y se observan sus efectos en la curación de heridas.

Antioxidante anti-aging. El reishi es rico polisacáridos y germanio, que lo convierten un buen aliado en la lucha contra el envejecimiento y los radicales libres.

En casa. Como seta medicinal, el reishi es seguro al cien por cien; se puede tomar reishi continuamente y no produce efectos secundarios. Puede consumirse de diferentes formas: en té, tinturas, en polvo, fresco, cápsulas, tabletas, etc. Lo más práctico es el extracto en forma de cápsulas: así se puede tomar todos los días de forma práctica.

Maitake

Las setas maitake (*Grifola frondosa*) están consideradas un superalimento que además de aportar nutrientes al organismo es capaz de ayudarlo a perder peso.

Estas setas se han utilizado en Asia durante muchos años como un poderoso remedio natural y están a nuestro alcance desde hace sólo algo más de 20 años.

La seta maitake es comestible y debido a su aroma amaderado, textura carnosa y peculiar sabor, se ganó un lugar privilegiado en la cocina japonesa.

Beneficios para la salud. Hoy se sabe que ayudan a combatir enfermedades y a mejorar la salud en general. Según diversos estudios, los hongos maitake pueden estimular el sistema inmunitario, reducir el nivel de azúcar en la sangre, ayudar a bajar la presión arterial, a prevenir y combatir el cáncer y a estimular la pérdida de peso.

Un hongo con poderes adelgazantes. Se considera que la mayor parte de los beneficios de estas setas para la salud proceden de una fuente principal, los betaglucanos, un polisacárido natural que tiene la capacidad de regular el nivel de azúcar en sangre, ayudando así a controlar la diabetes y aumentar la pérdida de peso.

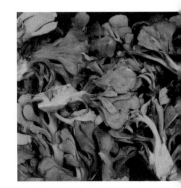

Además, las setas maitake son una rica fuente de minerales como el potasio, el calcio y el magnesio y también poseen gran cantidad de vitamina B y aminoácidos.

En la cocina. Si quieres consumirlas frescas y de forma natural, ten en cuenta que han de ser jóvenes y firmes. Límpialas bien y sécalas antes de prepararlas. Una vez que tengas las maitakes limpias, no hay límite a lo que puedes cocinar con ellas. Puedes prepararlas salteadas, al horno, en rellenos para tartas, etc.

Como suplemento. Podemos encontrar suplementos de maitake en extractos y cápsulas (en herbodietéticas y tiendas de comida asiática).

Enoki

La seta enoki (*Flammulina velutipes*), enokitake o jinzhengu es otra variedad de hongo cultivada. Gracias a que se cultiva en la oscuridad, este hongo queda limpio y blanco; la versión silvestre se ve mucho más como un hongo común.

En casa. Corta los hongos en la parte inferior y quita los tallos, separándolos con cuidado. Los enoki frescos se pueden comer crudos en ensaladas, pero aquí sólo nos llega la variante seca, por lo que hay que hidratarlos primero antes de usarlos en un salteado, por ejemplo.

También se pueden usar de vez en cuando como si fueran fideos en la sopa o junto con otras setas; incluso se pueden hacer en un risotto. Seco se puede guardar durante muchos meses, hasta un año.

Chaga

Este hongo medicinal conocido popularmente como «chaga» (*lnonotus Obliquus*) u «hongo del abedul», se ha usado durante siglos en la medicina popular de Siberia y el norte de Rusia, en donde también se conoce como «el hongo de la logevidad». La chaga es un hongo parásito que vive de los abedules en muchas regiones del hemisferio norte. En Rusia y la mayoría de los países bálticos se usa desde el siglo XVII para el tratamiento del cáncer gastrointestinal, enfermedades cardiovasculares y la diabetes.

En Siberia también se toma para eliminar los parásitos intestinales y la tuberculosis, dolencias estomacales y enfermedades del hígado y del corazón.

El pueblo Ainu, en el norte de Japón, bebe infusiones medicinales de chaga y también aspiran el humo de este hongo en algunas ceremonias.

Virtudes y uso. Actúa como un potente antivírico, antibacteriano y antiinflamatorio, del que también destaca su extraordinaria capacidad para fortalecer el sistema inmunitario. Preserva de afecciones, mitiga el dolor y combate las infecciones. Resulta muy eficaz para el tratamiento de las infecciones de las encías y de la piel: dermatitis, eccemas, etc.

Riqueza en fitonutrientes. Entre sus ingredientes figuran ácidos orgánicos, polisacáridos, resinas y macro y microelementos. La betulina, un potente antiséptico natural que posee la chaga en grandes cantidades, impide que aparezcan procesos inflamatorios.

Existen centenares de estudios científicos que demuestran que chaga es uno de los ingredientes con más agentes antitumorales que se pueden encontrar en la naturaleza. Nos ofrece 215 fitonutrientes diferentes con efectos antioxidantes, inmunoestimuladores, anticancerígenos y antiinflamatorios.

Si se compara con otras setas medicinales, la chaga contiene entre 25 y 50 veces más superóxido dismutasa, uno de los antioxidantes más potentes en la naturaleza. También ha demostrado aumentar un 300% la actividad de las células NK (*natural killers*), unos linfocitos que bloquean la proliferación de células cancerígenas y microbacterianas.

En casa. Suele tomarse en infusión, aunque ahora también se puede encontrar como suplemento dietético, en cápsulas o extractos líquidos.

PROTEÍNAS VEGETALES

Seitán

El seitán se elabora a base de la proteína del trigo, es decir, el gluten. Para la obtención de 300 gramos de gluten se necesitan unos dos kilos de harina, lo que da una idea de su valor nutritivo. Se le llama también «carne vegetal» por su aspecto, su consistencia y su papel culinario.

No aporta carbohidratos, ni calorías, ni grasas, y es una proteína de excelente asimilación que no deja residuos ácidos, como ocurre con las carnes de origen animal. Por ello es un alimento ideal para todos, y en especial para los niños en edad de crecimiento o para quien desea controlar su peso.

En su elaboración, el gluten se cuece con tamari, alga kombu y jengibre, con lo que se consigue una especie de masa compacta de color pardo. Es un proceso laborioso, por eso el seitán se suele consumir ya preparado, con un poco de caldo vegetal en paquetes al vacío. Es fácil de encontrar en tiendas de dietética.

Es muy energético y adecuado para los climas fríos. Puede utilizarse como acompañamiento de cereales, como ingrediente para sopas o platos de verdura o como base de guisados y estofados.

El seitán es lo más parecido a la carne animal… hasta el punto que a menudo se confunde con ella. Por eso hoy está tan presente en las recetas de cocina vegetariana o vegana. Es adecuado para todo el mundo (excepto celíacos).

Con seitan podemos preparar desde salsa boloñesa hasta canelones, pasando por estos «libritos»:

■ Libritos de seitán y tofu ahumado

2 raciones. Se hace en 30 minutos.

Ingredientes: 1 paquete de seitán (en dietéticas); ½ paquete de tofu ahumado; aceite de oliva

Rebozado: harina semi-integral; agua con gas; sal marina; una pizca de cúrcuma; pan rallado.

Guarnición: berros frescos, pepino y rabanitos.

Aliño: agua, 1 cucharada de mostaza; 1 cucharada de aceite de oliva; 1 cucharada de vinagre de buena calidad; 2 cucharadas de miso blanco.

1. Cortar el seitán en rodajas gruesas y abrirlas para hacer los libritos. Cortar el tofu en rodajas finas y rellenar con él los libritos.

2. En un bol, mezclar la harina, el agua con gas, la sal marina y la cúrcuma. Procurar que tenga una consistencia más bien espesa. En otro plato, colocar el pan rallado.

3. Calentar abundante aceite para freír. Sumergir cada librito en la mezcla y rebozar en el pan rallado. Freír por los dos lados hasta que queden crujientes. Escurrir sobre un papel absorbente. Servir acompañados con la guarnición de berros, pepinos y rabanitos. Presentar el aliño en un recipiente aparte.

Proteínas de la soja

El tofu o «queso» de soja en casa (ver «soja» en pág. 120). Suele decirse que no tiene ningún sabor. Precisamente ahí está la gracia del tofu, porque al no tener ningún sabor… ¡puede tenerlos todos! El secreto está, pues, en saber darle el sabor que más nos guste. El tofu se obtiene añadiendo nigari (es cloruro de magnesio y lo hay en cualquier droguería; se extrae de la sal marina) como coagulante natural a la leche de soja caliente. Por coagulación se obtiene un requesón de soja que se prensa en bloques, el tofu. También lo podemos hacer en casa. Salen unos 250-300 g de tofu por litro de leche de soja (según la calidad y densidad de ésta).

La proporción es de unos 15 g (1 cucharada sopera) de cloruro de magnesio por litro de leche de soja.

Si lo haces con habas de soja blanca, necesitarás: 100 de soja, 1 litro de agua minera, 60 ml. de zumo de limón (coagulante alternativo al nigari).

El tofu fresco se conserva en el frigorífico, cubierto con agua fría, dentro de un envase; una vez abierto se conserva tres o cuatro días, pero hay que cambiar el agua diariamente; antes de consumirlo se debe aclarar con agua fresca.

El tofu es pobre en grasas y calorías (73 kcal por 100 g), fácil de digerir y rico en proteínas vegetales completas. No tiene colesterol y aporta ácido oleico y linoleico (ácidos grasos esenciales), lecitina (lipoproteína que contiene inositol, colina y vitaminas del grupo B que eliminan los depósitos de colesterol del cuerpo), fibra (la soja y el tempeh), antioxidantes (como las vitaminas E y C), minerales (calcio, manganeso, fósforo, hierro) e isoflavonas.

Se considera que el tofu, por contener fitoestrógenos, puede reducir los síntomas de la menopausia y proteger contra la osteoporosis y ciertos tipos de cáncer, como el de mama.

Existen dos tipos de tofu, el más blando («silken tofu», tofu sedoso), que se usa para elaborar salsas, y el más consistente y habitual, que se puede asar, freír o emplear como guarnición para platos dulces o salados.

Para su buena asimilación es importante que esté bien cocinado (no crudo).

El tempeh

El tempeh es un alimento muy nutritivo y rico en proteínas, resultado de la fermentación del grano de soja por medio de un moho (*Rhizopus oligosporus*). Modernamente se elabora también tempeh con alguna otra legumbre, como los garbanzos. El tempeh de soja contiene todos

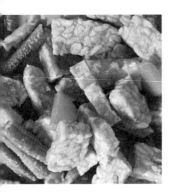

los aminoácidos esenciales y muchos ingredientes buenos para la salud. Las isoflavonas de la soja refuerzan los huesos, ayudan a aliviar los síntomas de la menopausia, reducen el riesgo de enfermedades coronarias del corazón y ciertos tipos cáncer. El tempeh mantiene toda la fibra de las habas y adquiere beneficios digestivos de las enzimas creadas durante el proceso de fermentación. La fermentación del tempeh produce agentes antibióticos naturales que aumentan la resistencia del cuerpo a infecciones intestinales.

La fascinante historia del tempeh tiene más de 3.000 años. A comienzos del siglo XX, el aumento de la popularidad del tempeh en Japón hizo que se expandiera por algunos otros países y sobre todo por Indonesia, en donde hoy en día es muy popular, hasta el punto que se puede encontrar con mucha facilidad en puestos callejeros y con diferentes sabores, todos muy ricos. Modernamente se popularizó a finales de la década de 1960. La primera tienda comercial de tempeh se abrió en 1975 en EEUU. El interés por el tempeh crece, gracias sobre todo a los beneficios que aporta para el organismo.

■ Pinchitos kebab de tempeh
Para 4 personas.

Ingredientes: 1 bloque de tempeh crudo de 250 g; una tira de alga kombu; 2 zanahorias troceadas en rodajas medianas; 2 calabacines troceados en rodajas bastante más gordas que la zanahoria; 2 mazorcas de maíz; un nabo cortado en rodajas; sal marina y salsa de soja.

Para aliñar: ½ taza de agua; 1 cl de jugo de jengibre recién hecho; 1 cucharadita pequeña de miso; 2 cl de zumo concentrado de manzana; ralladura de naranja al gusto; unas gotas de aceite de oliva

1. Cocinar el bloque de tempeh con las tiras del alga kombu (se le añade una cucharada sopera de salsa de soja y agua hasta que cubra la mitad del tempeh). Mantener al fuego 15 minutos.

2. Cortar a cubos el tempeh una vez cocinado y freírlos, hasta que cojan un color dorado.

3. Cocinar las verduras al vapor hasta que queden al dente.

4. Alternar en el pincho tempeh frito con verduras al vapor. Aliñar y servir.

Consejo. Una forma muy sencilla y agradable de condimentar estos pinchitos de tempeh es sirviéndolos con un poquito de mostaza por encima.

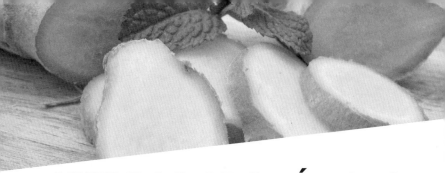

HIERBAS AROMÁTICAS Y ESPECIAS

De entre los centenares de especias y plantas aromáticas saludables e interesantísimas que existen hemos elegido una brevísima muestra para tener en la cocina. Las especias se utilizan como aromatizantes para dar sabor a muchas recetas. Son de origen vegetal y se obtienen a partir de frutos y semillas (pimentón, pimienta, vainilla, nuez moscada, mostaza), flores y brotes (clavo, alcaparras), la corteza (canela), raíces (jengibre, cúrcuma, apio), bulbos (ajo, cebollas) u hojas y hierbas (perejil, tomillo, mejorana, laurel); a estas últimas se les da el nombre de plantas medicinales (o «hierbas») aromáticas.

Las especias activan la secreción de saliva y de jugos gástricos e intestinales, estimulan el apetito y favorecen la digestión, entre otras importantes funciones del organismo. Son también antisépticas y por ello se emplean en algunos métodos de conservación, como los adobos.

■ **Moderación.** Las especias deben usarse con moderación para evitar problemas digestivos. Además, tanto las especias como las hierbas aromáticas también se ven afectadas por la contaminación (metales pesados, residuos de productos fitosanitarios) y por la radiactividad a que son sometidas para su conservación.

Cúrcuma

La cúrcuma es una hermosa planta que nos ofrece (a partir del rizoma del arbusto del mismo nombre) la característica especia de color amarillo.

La cúrcuma (*Curcuma longa*) se ha usado desde tiempos muy remotos por sus propiedades medicinales, especialmente en los malestares estomacales y del intestino. Hoy se conoce su gran valía por un componente, la «curcumina» que, tras numerosos estudios, ha resultado ser un poderoso antioxidante, antibacteriano, antiviral… y anticancerígeno.

En la cocina. Para asimilar mejor la cúrcuma en las comidas conviene acompañarla de un poco de pimienta. Ambas, cúrcuma y pimienta, forman parte de una gran mezcla de especias: el curry, que suele estar compuesto por comino, cúrcuma, cardamomo, pimienta, pimentón, jengibre, harina de guisantes, canela, clavo, nuez moscada, cilantro… (la composición exacta varía según las regiones). Tanto la cúrcuma como el curry se utilizan preparar salsas y dar aroma y color al arroz. Esta especia es especialmente sensible a la luz y debe conservarse en un lugar oscuro.

Cilantro

El cilantro o coriandro (*Coriandrum sativum*) acompaña muchos platos de las cocinas del mundo. Es fácil de cultivar y se aprovecha toda la planta, incluso las semillas. El cilantro se ha popularizado gracias a su gran cantidad de nutrientes, minerales y aceites, entre ellos las vitaminas del grupo A, K, B, C y E, además de ser una fuente efectiva de calcio, potasio, magnesio y fósforo.

Corazón y colesterol. Una de sus propiedades más conocidas es su capacidad para reducir y controlar el colesterol malo en la sangre mientras ayuda a eliminar la grasa excedente de las paredes internas de las venas y arterias, ayudando así a prevenir problemas del corazón y la circulación.

En casa. Se utiliza para aderezar adobos, salsas, escabeches, charcutería, bollería y compotas.

La sal y las especias. Hemos elegido el coriandro como ejemplo de toda una serie de plantas aromáticas y especias interesantes que pueden sernos de gran ayuda para reducir el consumo de sal.

Fuente de: flavonoides, linalol.

Bueno para: el estrés y la digestión; mitiga las flatulencias y los trastornos intestinales.

Jengibre

El jengibre (*Zingiber officinale*) es uno de los mejores antibióticos naturales y constituye una excelente opción para tratar complicaciones de tipo digestivo. Se trata de una planta muy usada gracias a sus efectos curativos. Ayuda a combatir el dolor de estómago y las ulceras gástricas. Es uno de los analgésicos naturales por excelencia y contribuye a la reducción del nivel de colesterol nocivo en el organismo.

El jengibre abre el apetito, facilita la digestión y favorece la expulsión de los gases intestinales. También es antiséptico, febrífugo y antiinflamatorio. Se utiliza contra los cólicos flatulentos, la dispepsia, los resfriados, el reuma y la ciática, así como los mareos y náuseas (excepto en caso de embarazo)..

En casa. Una cucharadita de jengibre fresco recién molido (o bien las gotitas, si lo rallamos y exprimimos) da un excelente sabor a infinidad de platos. Se usa como especia en sopas de verdura, bollería, bebidas, compotas, salsas y adobos. Añadir una rodajita de jengibre al zumo licuado de manzana y zanahoria le da un sabor y efectos excelentes.

Ortiga

La ortiga (*Urtica dioica*) es la popular planta vivaz de pelos urticantes que puede alcanzar hasta un metro de altura. Es una planta muy nutritiva, cuyos principios activos (ácido fórmico, fosfatos, hierro) son muy beneficiosos para nuestra salud. Florece desde junio a septiembre, época propicia para su recolección, para lo cual usaremos guantes protectores.

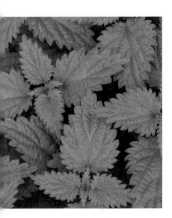

Torrente de virtudes. Es un poderoso hemostático: aplicada directamente sobre las zonas hemorrágicas, la herida deja de sangrar. Por ejemplo, en hemorragias de la nariz, se introduce suavemente en las fosas un algodón empapado en jugo fresco de ortiga.

La ortiga es rica en principios nutritivos, tónica, remineralizante, estimula la glándula tiroides, es depurativa y diurética y refuerza las defensas. Es además hipoglucemiante (disminuye la cantidad de glucosa de la sangre), galactógena (ideal en época de lactancia) y puede actuar como laxante y (en cocimiento) como astringente y antidiarreico.

En casa. Se puede utilizar como un alimento más, sobre todo si se toman crudos en la ensalada los tiernos brotes primaverales (efecto diurético). Las mejores formas de comerla son: en tortilla, sopa (la crema de ortigas es un plato excelente) o bien hervida diez minutos, como cualquier otra verdura. Y también en infusiones de una cucharada por taza (tres al día).

Vinagre de sidra

El vinagre se produce cuando el vino entra en contacto con el aire y es invadido por la bacteria *Acetobacter aceti*, que transforma el alcohol en ácido acético. Actúa como conservante –por ejemplo, para encurtir– y como condimento en ensaladas y salsas. Estimula la secreción de saliva y de jugos gástricos, pero puede irritar la mucosa del estómago por su acidez; no debe usarse en caso de gastritis o úlcera.

Vinagre y flora intestinal. Dejaremos de lado el vinagre de vino de uva o de arroz, para aprovechar las extraordinarias propiedades del vinagre de manzana (sidra) para fortalecer la salud de la flora intestinal.

El vinagre de manzana (sidra) es uno de los ingredientes importantes de la cocina naturista que se elabora por oxidación acética del zumo de manzana fermentado. Tiene sabor dulce y tomado con miel actúa contra la artritis y estimula la secreción de bilis.

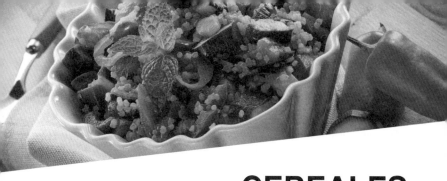

CEREALES Y LEGUMBRES

Junto a las frutas y las hortalizas, los cereales dan forma y personalidad a las culturas y regiones del planeta. El nombre, que significa «crecer», deriva de cerialia, una celebración que se ofrecía en la Antigua Roma a Ceres, diosa de la agricultura, la cosecha y la fertilidad.

Los cereales refinados y sus blancas harinas carecen de fibra y del germen, es decir, que se les ha desprovisto de su mismísima semilla vital… porque de esta forma la industria puede guardarlos mucho más tiempo. Son los protagonistas de los panes blancos y de toda clase de pasta refinada. Poseen mucho menos valor nutritivo, entre otros inconvenientes. En cambio, los cereales integrales de cultivo ecológico conservan, junto al valioso germen, su cutícula externa, rica en fibra.

Fibra y valor nutricional

Nuestro organismo no puede digerir la fibra, que pasa por el tracto digestivo, fermenta, y se elimina posteriormente en las heces. Como es un componente que no se absorbe, durante bastantes años se menospreciaba la utilidad de la fibra y el valor nutritivo de los cereales integrales, pero hoy los científicos nos han mostrado que los cereales integrales proporcionan incomparables beneficios para la salud humana.

Los cereales nos aportan carbohidratos que constituyen una buena fuente de energía para el organismo, y especialmente para el sistema nervioso. Los carbohidratos están formados por glucosa, el principal alimento de las neuronas hasta el punto de que, sin glucosa, el cerebro no puede funcionar. Los cereales integrales, que se absorben lentamente y son ricos en glucosa, proporcionan alimento al cerebro durante horas.

«CEREALES SUPERFOOD»

Los granos en general, y los cereales en particular son el recurso básico para la nutrición en momentos de gran aumento demográfico y un ingrediente esencial de la cocina natural. Lo mejor es combinarlos con legumbres para que nos puedan proporcionar sus carbohidratos complejos y la fibra, vitaminas, minerales, enzimas y proteínas completas (con todos los aminoácidos esenciales). Utilizaremos las lentejas, alubias, garbanzos… que deben cocinarse durante el tiempo necesario.

Se sabe, gracias a los trabajos de Frances Moore Lappé, que la combinación de cereales con legumbres aumenta el valor proteico y nutricional que ambos alimentos poseen por separado. Es una buena noticia, porque ayuda a reducir la cantidad de proteína animal en nuestros platos, y convierte en «superfood». los cereales de calidad, a condición de que estén bien combinados y condimentados.

■ **Miles de variedades.** Arroz, trigo, maíz, avena… Cuando pensamos en cereales no suelen aparecer muchos más. Sin embargo, existen más de cinco mil variedades, muchas de ellas con sabor y personalidad propios. Vale la pena redescubrir algunas otras (utilizadas en la cocina como cereales, lo sean o no), como amaranto, quinoa, o el teff, tradicional en Etiopía y Eritrea y apto para celíacos, o hasta el más conocido trigo sarraceno (alforfón).

Amaranto

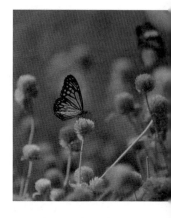

Este cereal originario de América Central (*Amarantus caudatus*) comprende más de 44 géneros y 488 especies. Es una planta que ya era cultivada por los indios americanos hace 3000 años. Algunos científicos dicen que el amaranto puede ser el maná del futuro por su resistencia a la sequía, su facilidad de cultivo y su gran valor nutritivo. Es muy rico en proteínas, minerales y vitaminas, como la A, B, C, B_1, B_2 y B_3, también aporta calcio, hierro y fósforo, con presencia de aminoácidos (lisina). El amaranto contiene aminoácidos esenciales (sobre todo lisina) y es mucilaginoso, refrigerante, emoliente… y muy nutritivo. Algunas variedades son también sudoríficas, diuréticas y astringentes; otras son tónicas y estimulantes. Sus pequeñísimas semillas, de sabor similar al de las avellanas, se muelen para la fabricación de pan y productos de bollería y se utilizan, como el resto de los cereales, en la preparación de numerosos platos.

En la cocina. El sabor del amaranto es, de todas formas, discutible y controvertido; no suele conquistar a la primera. Las hojas del amaranto son similares a las espinacas y se utilizan como verdura o como hierbas aromáticas.

Con la harina de amaranto se puede preparar granola, mazapán, atoles (en América), horchatas, bebidas, etc.

Arroz

Es el cereal (*Oryza sativa*) más consumido y constituye el alimento esencial de los países asiáticos, y del resto del mundo. Se estima que existen unas 1.500 variedades de arroz, pero en el comercio reconocemos básicamente cuatro: grano corto, grano medio, grano redondo y grano largo, cada una de ellas con diferentes propiedades de cocción. Entre los diferentes tipos de arroz encontramos:

Arroz integral o natural. Es un alimento equilibrado que aporta casi tantos minerales y vitaminas que el trigo; se diferencia del arroz blanco refinado en que no ha sido descascarillado y conserva toda su fibra. Su diferencia nutricional con el arroz blanco es enorme, ya que tiene cuatro veces más fibra, vitaminas y minerales (fósforo, magnesio, manganeso, niacina y vitamina B).

Arroz blanco. A este arroz descascarillado se le quita la cáscara, haciéndolo pasar entre rodillos y se pule mediante un frotamiento entre cilindros verticales que descortezan los granos, eliminando el pericarpio, la capa proteica y el germen.

El arroz blanco aporta calorías, pero pocos nutrientes; pierde más del 30% de su peso inicial, el 80% de grasas, el 60% de minerales y prácticamente todas sus vitaminas.

Arroz vaporizado. También descascarillado y pulido, se somete a un proceso por el que los nutrientes de las capas superficiales penetran en el grano para que no se pierdan con el pulido.

Arroz salvaje (*Zizania palustris, Zizania aquatica*). Está emparentado con el arroz, pero corresponde a una familia diferente. Es de grano largo, delgado y negro que se come sin descascarillar y que se considera un manjar.

Arroz rojo. De grano corto, es muy recomendado para mezclarlo con el arroz integral.

Arroz basmati. El aromático arroz procedente de la India, que se considera de la máxima calidad, y crece en una zona muy determinada. Tiene un aroma muy especial, que lo hace muy atractivo. Es el arroz de las fiestas para los hindúes.

En casa. El arroz es un alimento de fácil digestión y pobre en grasas comparado con el trigo, que lo hace preferible a otros cereales. Su proporción de sodio y potasio, muy similar a la de la sangre, lo convierte en un alimento ideal para los hipertensos y los personas con insuficiencias cardíacas o renales. También está aconsejado para los diabéticos, porque ayuda a mantener bajo el nivel de glucosa en la sangre. Y no contiene gluten.

Cocción del arroz integral. El arroz más recomendable es el integral de cultivo biológico o el basmati, igualmente integral y ecológico. Un alimento sano y completo que puede prevenir el cáncer de colon.

El mejor modo de preparar el arroz integral es tomar el doble de agua que de arroz y ponerlos juntos a calentar con algo de sal marina. Cuando comience a hervir se pone la llama al mínimo, se tapa y no se remueve hasta que haya absorbido toda el agua. Entonces estará listo.

Avena

El alto valor nutritivo de la avena (*Avena sativa*), superior al del maíz, representa el doble de energía que el mismo peso de carne magra y unas cuatro o cinco veces la energía del mismo peso de patatas. Es un cereal de gran valor energético, rica en carbohidratos, grasas, minerales y oligoelementos (calcio, potasio, magnesio) y vitaminas B y E. La avena contiene una sustancia estimulante, la avenosa, y está recomendada para deportistas, trabajadores manuales y en caso de astenia. Fortalece y estimula el sistema nervioso y aporta además minerales para el crecimiento y reservas de glucógeno, útil en los esfuerzos musculares.

Podemos encontrarla en el mercado en forma de harina, sémola o copos.

En casa. Un clásico en el desayuno. Utilizamos la avena preparar porridge (desayuno tipo «gachas», que se prepara a base de avena cocida y con miel), muesli (desayuno de avena, frutos secos, manzana, yogur, leche o nata, zumo de limón y miel), cremas y sopas. Muchas personas prefieren la leche de avena por encima de las de arroz o de soja.

La avena cocida ejerce una acción antiinflamatoria sobre las mucosas digestivas.

Colesterol. El consumo de 125 g de avena integral durante tres semanas disminuye la tasa de colesterol en una décima parte.

También es diurética y laxante, reduce el nivel de glucosa en la sangre (es un alimento excelente en caso de diabetes) y las inflamaciones de la piel.

Cebada

Se cree que la cebada (*Hordeum vulgare*) es uno de los primeros cereales que alimentaron a los humanos. Destaca por su contenido en lisina, proteínas (más que el maíz) y minerales, especialmente fósforo y flúor. La cebada estimula la digestión y las funciones hepáticas, atenúa la diarrea, tonifica el corazón y el sistema nervioso y es depurativa y emoliente (ablanda los tumores).

La harina de cebada se utiliza, sobre todo en los países del norte de Europa y de Asia, para elaborar el pan moreno, algo menos digestivo y nutritivo que el de trigo.

Malta. Con el grano germinado de la cebada se elabora la malta (que también puede elaborarse a partir de otros cereales) que sirve para fabricar cerveza y un sucedáneo del café, sin la nocividad de la cafeína y con cualidades digestivas y diuréticas.

Cebada perlada. Existe también la cebada perlada, que se obtiene separando el grano del salvado (que es dónde se encuentran la mayoría de los nutrientes) y del germen y dando al grano una forma redondeada; se utiliza como refrescante y para hacer gargarismos purificantes. La harina de la cebada perlada se conoce como sémola de cebada.

Espelta

La espelta (*Triticum espelta*) forma parte, junto con el kamut, de los «supertrigos». En realidad, la espelta es una variedad muy antigua del trigo, de alta calidad. Es más rica en proteínas, minerales, oligoelementos y vitaminas del grupo B que el trigo común y es también de más fácil asimilación, ya que no ha sufrido los cruces, hibridaciones o cambios genéticos del trigo convencional. Esto se debe a la dureza de su cáscara, que es menos proclive a absorber los contaminantes ambientales y del terreno. Podemos encontrarla en forma de copos, sémolas, bulgur y cuscús. Además, reacciona negativamente a las sustancias químicas para aumentar su rendimiento. El resultado es que su gluten es mucho más asimilable y provoca menos alergias e intolerancias.

Virtudes y beneficios. Contiene los ocho aminoácidos esenciales, dentro de los cuales destaca su elevado aporte de triptófano. Este aminoácido esencial es importante en situaciones de estrés o depresión.

La espelta es rica en ácido salicílico, uno de los nutrientes más importantes del organismo (forma parte de nuestros tejidos).

Es de naturaleza tibia según la macrobiótica y tonifica la digestión.

Como consumirla. Podemos cocinar su grano como otro cereal, o utilizando su harina para repostería, panes o pastas, o el cereal en copos.

Kamut

Se cree que el kamut (*Triticum turgidum*) es la variedad de trigo más antigua que existe. Los primeros agricultores de Mesopotamia y Egipto lo cultivaban hace 4.000 años, y formaba parte de su dieta básica. Como la espelta, la resistencia y habilidad de su grano hacen que se obtengan cosechas de gran calidad, sin fertilizantes ni pesticidas. También mantiene su pureza, ya que ha permanecido sin hibridarse.

Es de sabor ligeramente dulce, sabroso y muy energético. El kamut contiene un 30% más de vitamina E que el trigo normal, vitaminas del grupo B, selenio y otros minerales. En un pan integral elaborado con trigo convencional y levadura de panadería, y otro elaborado con trigo kamut y levadura madre, las propiedades antioxidantes y son incomparables, según un estudio reciente. Y resulta más fácil de digerir.

El kamut se comercializa en harina para panes, pastas y repostería, en forma de copos y también en bebidas similares a las otras leches vegetales. La leche o licuado de kamut es muy nutritiva y posee un sabor excelente.

En la cocina. Se puede utilizar su grano como el arroz integral, remojándolo previamente un par de horas.

Maíz

Es un cereal (*Zea mays*) sin gluten, que se consume tostado o para obtener harina, azúcar de malta, aceite de semillas de maíz, copos de maíz tostado, aperitivos y palomitas de maíz. El maíz aporta glúcidos, proteínas y vitamina A. Es un alimento energético y algo laxante (por su contenido en celulosa), que cuesta un poco de digerir si no se prepara adecuadamente (debe cocerse bien). En muchos países americanos el maíz constituye un alimento básico que, junto con las habichuelas, proporciona una combinación proteica completa.

Fructosa de maíz. El jarabe que se extrae del almidón de maíz, conocido como «sirope de fructosa» se descubrió en la década de 1970 en Japón y hoy su consumo se ha extendido extraordinariamente en todo el mundo. Conviene llamar la atención sobre los peligros de este endulzante tan extendido porque se sabe que favorece extraordinariamente la obesidad y la diabetes del tipo 2.

En casa. Gofio. El gofio canario consiste en harina de maíz (también la hay de trigo o cebada) que se tuesta antes de la molienda, y se amasa con agua para formar bolas. Con gofio y agua (o caldo vegetal) se prepara una excelente crema de cereal, indicada a todo el mundo. Se come sólo, o como acompañamiento de otros platos.

Mijo

Se considera el cereal de cultivo más antiguo del mundo y el cereal más potente en relación a su peso y tamaño. Los diminutos granos de mijo (*Panicum miliaceum*) son muy nutritivos y es muy rico en vitamina A, proteínas, grasas, lecitina y minerales, sobre todo hierro y magnesio, y de fácil digestión. Y no contiene gluten.

El mijo fortalece la piel, las uñas, el cabello, el esmalte dental y el sistema nervioso; combate la fatiga, la anemia, la astenia y estados depresivos y es beneficioso para el páncreas y el bazo.

En casa. Sirve para elaborar numerosos platos, desde panes, galletas, tortas y budines, hasta croquetas y escalopas, pasando por las sopas y papillas.

El aceite de mijo, rico en ácidos grasos insaturados, está indicado para combatir el colesterol.

Con el mijo tostado se elabora un sustituto del café.

Precaución. No conviene abusar del mijo porque dificulta la asimilación del yodo.

Quinoa

Aunque la quinoa (*Chenopodium quinoa*) no sea botánicamente un cereal, en la cocina sí que será para nosotros un grano muy valioso, que podemos cocinar como cualquier cereal. La quinoa se cultivaba durante el imperio inca antes de la llegada de los españoles, y era uno de los alimentos básicos junto con el maíz y la patata. Destaca por su elevado contenido en proteínas con aminoácidos esenciales como la lisina y metionina. También aporta hierro, calcio, potasio, fósforo, fibra y vitamina E.

Es buena para todas las edades, porque se trata de un alimento energético altamente recomendable.

En casa. La parte más consumida son las semillas, hervidas durante 10 o 15 minutos. Contienen saponina, una sustancia amarga que desaparece con el lavado. También se pueden comer las hojas como verdura, si bien todavía escasean en el mercado.

De las semillas también se puede obtener harina para elaborar panes, pasta y repostería —además está libre de gluten—. La harina de quinoa favorece la belleza del cutis y aumenta la secreción de leche durante la lactancia.

Teff

El teff (*Eragrostis tef*) es un cereal de alto valor nutritivo procedente de Etiopía, rico en carbohidratos de absorción lenta, fibra, proteínas, calcio y hierro. Puede tomarse germinado, y no contiene gluten.

Trigo

El trigo (*Triticum sativum*) es, junto con el arroz, el cereal más cultivado, más elaborado y más consumido en todo el mundo. Posee una combinación de nutrientes muy equilibrada y contiene gluten, que permite su panificación; esta misma sustancia sin embargo lo convierte en un alimento prohibido para los que padecen alergia al gluten.

El trigo es también una buena fuente de glúcidos y de proteínas, aunque éstas no son completas porque carecen de aminoácidos esenciales, sobre todo de lisina. El trigo integral aporta además valiosos minerales, como el selenio. El trigo integral tiene también propiedades medicinales: es emoliente, calmante y actúa contra el estreñimiento y la diarrea.

Existen muchos productos derivados del trigo, como la harina integral o blanca, el pan y los productos de panadería, la sémola, las pastas italianas, el germen de trigo, el aceite de trigo…

Las especies de trigo cultivadas se dividen en dos grupos, las duras, más ricas en proteínas y destinadas a la elaboración de sémola y de pastas alimenticias, y las blandas (como el trigo candeal), destinadas a fabricar harina para la panificación.

Germen de trigo. Si se consumen productos integrales de forma regular, el consumo de germen de trigo es innecesario. Pero se puede conseguir, a modo de suplemento, en tiendas de herbodietética y añadirlo, al servir, a modo de aderezo, a sopas y ensaladas. El germen de trigo es rico en proteínas, vitaminas E y F, tiamina, riboflavina y fosfolípidos y posee las virtudes del trigo integral de cultivo ecológico.

Seitán. Junto con las legumbres, el tofu y el tempeh, el seitán es una de las grandes proteínas vegetales (más información en el apartado de proteínas vegetales).

LEGUMBRES

La mayoría de legumbres pueden considerarse como «superfood», entre las más representativas encontramos los garbanzos, los guisantes, las lentejas y las distintas clases de habas, incluida la soja. Consideramos aparte los altramuces y los cacahuetes. A diferencia de las hortalizas frescas perecederas, las legumbres pueden conservarse bien hasta un año sin pérdidas apreciables de vitaminas y minerales, si se mantienen en un lugar fresco, seco y oscuro.

Las legumbres destacan por su alto contenido en proteínas, aunque sean deficitarias en algunos aminoácidos, como la lisina y el triptófano. También son ricas en fósforo, hierro, calcio, vitaminas del grupo B y fibra.

Para cocinarlas hay que dejarlas en remojo un tiempo variable (toda la noche, en el caso de los garbanzos y las alubias) y hervirlas en agua, a la que se añadirá la sal media hora antes de finalizar la cocción.

Se recomienda el consumo de legumbres dos veces por semana, salvo en los casos de colitis, en los que pueden resultar irritantes.

Azuki

La judía azuki (*Phaseolus radiatus*) es de color rojo oscuro, pequeña, redondeada y dura. Se cultiva desde hace miles de años en Asia oriental, especialmente en China, Corea y Japón.

Las judías azuki poseen un elevado contenido en proteínas (un 25%), vitaminas del grupo B y minerales y pueden digerirse bien, a condición de que la cocción sea correcta y estén bien cocinadas. Y ésta es la cuestión, ya que resultan muy lentas de cocinar, normalmente añadiendo un poco de alga kombu. En la cocina macrobiótica son muy apreciadas y se encuentran fácilmente en tiendas de dietética.

Garbanzos

Se consideran tres clases principales de garbanzos (*Cicer arietinum*), los blancos, los rojos y los negros, y de cada una existen dos variedades, la salvaje y la doméstica. Los garbanzos salvajes tienen un sabor más fuerte, pero las mismas propiedades.

Los garbanzos abren las obstrucciones del hígado y del bazo y deshacen las piedras. Aportan mucha energía y están indicados contra la anemia, el estreñimiento (por su riqueza en celulosa, que estimula los movimientos peristálticos intestinales) y la amenorrea. También favorecen la producción de leche durante la lactancia y son diuréticos.

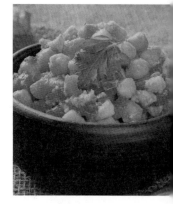

Aunque son más nutritivos los guisantes, las lentejas y las judías, los garbanzos son más ricos en grasas y carbohidratos y aportan más calorías. Han de consumirse con moderación por las personas con diabetes, obesidad, artritis, gota o arteriosclerosis, o con tendencia a la formación de flatulencias.

Para digerirlos conviene masticarlos bien; en caso de dificultades digestivas es preferible comerlos triturados en puré. Los garbanzos se consumen hervidos (se dejan previamente en remojo durante 12 horas) o ligeramente tostados, con sal.

Habas y guisantes

El **guisante** (*Pisum sativum*) es una legumbre muy nutritiva, rica en vitaminas A, B y C y hierro. Los guisantes frescos contienen purinas (18 mg en 100 g), por lo que deben consumirse con moderación en caso de gota.

Fuente de: beta-carotenos, ácido fólico, tiamina, vitamina C, proteínas.

Bueno para combatir el estrés y la tensión, ayuda en caso de algún trastorno digestivo leve.

Las **habas** (Vicia faba) podemos encontrarlas frescas o secas; son una legumbre rica en proteínas, hierro, calcio, y contienen una sustancia que interviene en el metabolismo de las grasas (evitando la degeneración adiposa del hígado y la adherencia de colesterol en las arterias).

Las habas están indicadas contra el estreñimiento, pero se desaconsejan en caso de diabetes o gota (contienen un 0,17 % de purinas) y deben comerse siempre cocidas, porque crudas son tóxicas.

Judía o alubia

Las nutritivas judías (*Phaseolus vulgaris*) proporcionan vitaminas, proteínas y minerales. Las judías tiernas son más fáciles de digerir que las secas, que deben cocerse bien para reblandecer su celulosa.

Las judías verdes previenen la arteriosclerosis. Las vainas secas en infusión reducen el nivel de azúcar en la sangre y son diuréticas; están indicadas contra la diabetes, la hidropesía, el ácido úrico, los cálculos, el reuma, el eccema y el acné.

La harina de judías secas se usa externamente para combatir el escozor causado por las erupciones cutáneas.

Las judías secas están indicadas en caso de estreñimiento porque su alto contenido en celulosa activa el peristaltismo intestinal. Son una excelente fuente de energía para las personas que desarrollan trabajos físicos y están indicadas para combatir la anemia y la debilidad. Sólo deben reducir su consumo las personas obesas o las propensas a las flatulencias y fermentaciones.

Fuente de: proteínas, carbohidratos, fibra, vitaminas B, minerales, ácido fólico, selenio, hierro, zinc.

Bueno para: cuidar el corazón y el sistema circulatorio. Mitigan la hipertensión y ayudan a reducir el colesterol. Previenen el cáncer y ayudan a regular la función intestinal.

Lentejas. Lenteja coral

De lentejas (*Lens culinaris*) consideraremos tres variedades: la rubia, ancha y plana, la roja (y lenteja coral, que veremos luego), de grano minúsculo y casi esférico, y la verde. Es muy nutritiva, aporta muchas calorías (350 kcal por cada 100 g) y combate la anemia por su riqueza en hierro.

También hay que ponerlas en remojo antes de cocinarlas. Las lentejas se comen hervidas, estofadas o en puré. Cuestan de digerir, debido a la capa de celulosa que las envuelve, aunque su digestibilidad aumenta si con ellas hacemos un puré, o si se mastican bien.

Por su alto contenido en fibra son interesantes en caso de estreñimiento. En cambio, no son aconsejables en caso de artritis y reuma, porque es un alimento acidificante. Y tampoco en caso de diabetes, porque contiene muchos carbohidratos que hacen aumentar el nivel de glucosa en la sangre.

La lenteja coral. Se trata de una variedad de lenteja muy fácil de cocinar, ya que se cuecen en un momento (unos 25 minutos) y enseguida dan una textura como de puré. Aún no son muy populares en nuestro país, su sabor es excelente y están bien valoradas.

La lenteja coral posee todos los valores nutricionales de las lentejas, con dos grandes ventajas añadidas: son rápidas de cocinar (no necesitan remojo) y muy fáciles de digerir, algo importante para todos los que tienen poca tolerancia a las legumbres. Prácticamente no tienen piel.

Para cocinarlas, las dejaremos en agua hirviendo (o con caldo) durante 20-30 minutos, según os apetezcan más o menos blandas. Suelen soltar un poco de espuma y ab-

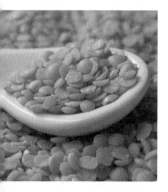

sorben mucha agua. Lo mejor es cocerlas en la proporción de una parte de lentejas por tres de agua. Son ideales como relleno y resultan excelentes combinadas con verduras y hortalizas y, sobre todo, con arroz (así obtendremos un aminoácido esencial, la metionina, que las lentejas no tienen).

Si se preparan en sopa podéis acompañarlas de cuadraditos de pan tostado o frito. también se pueden adaptar con facilidad al amplio recetario con lentejas de la cocina hindú (son deliciosas con curry rojo y un poco de jengibre). Además, se funden muy bien en platos gratinados o en purés.

Soja

La soja (*Glycine hispida*) posee un alto contenido en proteínas (40%) y aceite (20%), con una distribución de aminoácidos parecida a la de la carne, que también aporta vitaminas del grupo B y minerales (hierro, potasio, calcio, fósforo, yodo). El valor nutritivo de la soja supera al de la carne si se combina bien con otros alimentos, por ejemplo, si se come junto con cereales.

Los granos de soja (negra, blanca, verde mungo, roja azuki…) se pueden comer cocidos como si fuesen alubias, o bien tostados, como aperitivo, o germinados. Los brotes de soja protegen contra el cáncer de mama, las enfermedades cardiovasculares, la osteoporosis y los síntomas de la menopausia).

Derivados de la soja. Existen numerosos productos derivados de la soja, como el **aceite** (rico en ácidos grasos poliinsaturados, lecitina y vitaminas E y K, que sin embargo no es útil para freír), la **harina**, los **copos** (granos cocidos al vapor, aplanados y secados), el **pan** de soja, la **leche** de soja* (hecha con harina de soja, agua y una pizca de sal), y que puede sustituir a la leche en los casos de intolerancia a la lactosa), el **café** de soja (sustitutivo del café elaborado con granos de soja tostados), así como el popular **tofu** o queso de soja y el tempeh (ver apartado de proteínas vegetales).

Tempeh. Son granos de soja fermentados con el hongo *Rhyzopus Oligosporus* y el mejor modo de aprovecharla, ya que de otro modo –no siempre se cuecen correctamente los granos de soja– suele resultar un poco indigesta. Comer soja en forma de miso, o de tempeh, soluciona este inconveniente.

Edamame. Con este nombre conocemos las vainas de soja baby (inmaduras), hervidas con agua y sal y servidas a modo de aperitivo, que por su aspecto recuerda un poco a las vainas de guisantes. Son muy populares en Japón, China, Hawai y Corea y en Occidente podemos encontrarlos cada vez más en restaurantes orientales.

A diferencia de la preparación de los tirabeques (las vainas inmaduras de los guisantes) de la cocina occidental, en el edamame normalmente no se come la vaina, sino sólo la semilla.

Miso

Es una pasta compuesta por habas de soja, algún cereal (koji, arroz, cebada) y sal, que sufre una fermentación láctica por acción del hongo Aspergillus Orizae durante un año en barricas de madera y los enzimas: amilasa, proteasa y lipasa. Lo ideal es que no esté pasteurizado y esté libre de aditivos.

TIPOS DE MISO	
Tipo	**Descripción**
Hatcho	Miso de soja, sin cereales
Komé	Miso de soja y arroz blanco
Guenmai	Miso de soja y arroz integral
Mugi	Miso de soja y cebada

El miso es fuente de proteínas y minerales, estimula la digestión y tiene un efecto beneficioso sobre la flora intestinal, impidiendo el desarrollo de bacterias nocivas. Se utiliza especialmente en sopas, salsas, aliños y especialidades picantes de la cocina natural. El miso presenta un alto contenido en sal (de un 6 a un 13%), por lo que deberá evitarse en caso de seguir una dieta pobre en sal.

Las salsas de soja. Shoyu y tamari

Son fundamentales en la cocina japonesa y se elaboran con soja y trigo cocidos, agua y sal. Hay que tener cuidado y diferenciar la salsa shoyu, que contiene soja, agua, sal y trigo, es decir, gluten, y que se usa para cocinar verduras, proteínas vegetales, sopas, guisos, algas y salsas, por su sabor suave, y el tamari, que sólo contiene soja, agua y sal, que es de sabor más fuerte y se usa más bien en carnes y pescados. Se obtiene como producto derivado del proceso de fabricación del hatcho-miso (de soja puro).

En ambos casos, los granos de soja deben fermentar entre 18 y 24 meses.

Buena parte de las salsas de soja convencionales del mercado se fabrican industrialmente y contienen aditivos (colorantes, agentes que aceleran la fermentación, conservantes).

Todas las salsas de soja presentan un elevado contenido en sal (del 15 al 20%). Podemos utilizarlas con precaución o bien diluidas con un poco de agua (en este caso se preparará en poca cantidad, en un frasco pequeño).

Alcalinizante. Hay quien usa el tamari como medicamento, añadiendo cuatro o cinco gotas al té. Su riqueza en ácido acético alcaliniza la sangre.

Fuente de: ácido acético, hierro.

Bueno para: la digestión, y como sustituto de la sal en las ensaladas.

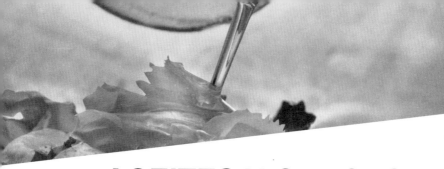

ACEITES Y GRASAS VEGETALES

Al convertir en jugo algunos frutos y semillas, disponemos de aceites vegetales que nos aportan una gran cantidad de energía. Y son, por supuesto, incomparablemente más saludables que los de origen animal, entre otros motivos porque no contienen ácidos grasos saturados.

Es importante elegir grasas buenas cuando sean necesarias en alguna de nuestras recetas con «superfoods». Utilizaremos los aceites en crudo para condimentar ensaladas y preparar salsas (como la mayonesa o el alioli) y, si resisten el calor (como el aceite de oliva), para freír y preparar guisos. No olvidemos que las grasas son uno de los tres pilares, junto con el azúcar y la sal, de infinidad de platos preparados y comida basura poco aconsejables.

Los **otros aceites de frutos** se obtienen del babasú, del coriandro (cilantro) y del aceite de palma, pero este último es poco recomendable.

Los **aceites vegetales de semillas son muchos más,** entre ellos: aceite de adormidera, algodón, almendra dulce, argán, avellana, borraja, cacahuete, calabaza, cártamo, castaño de Indias, colza, chufa, girasol, hipérico, lino o linaza. Y también de maíz, nuez, onagra (prímula), pepino, pimiento, piñones, pistacho, ricino, romero, sésamo, soja, germen de trigo, pepitas de uva y de yute.

ACEITES DE FRUTOS

Aceitunas y aceite de oliva

Junto con el trigo y el ajo, las aceitunas (*Olea europaea*) y su aceite constituyen uno de los pilares de la dieta mediterránea. La técnica de extracción del aceite de oliva se conoce, al menos, desde la Grecia clásica y su uso no se limitaba a la alimentación, sino también a la medicina, pues se le atribuían propiedades sagradas.

Las aceitunas poseen un alto poder energético: 200 calorías por 100 g (las negras, 500 calorías). Ambas proporcionan calcio y minerales al organismo en cantidad notable.

Una grasa con muchas virtudes. El aceite de oliva está formado por ácido oleico (ácido graso monoinsaturado con un elevado contenido en vitamina E, un poderoso antioxidante). Ayuda a evitar la arteriosclerosis, a prevenir el infarto de miocardio y es útil en caso de diabetes. Cuatro cucharadas de aceite de oliva al día previenen contra el Alzheimer, según un estudio reciente. También activa la digestión, es ligeramente laxante, ayuda a curar la úlcera gastroduodenal y la hipercloridria y la formación de cálculos biliares.

Aceite de calidad. Las distintas categorías de calidad del aceite de oliva dependen del modo de obtenerlo. La clase de mayor calidad corresponde al aceite que se extrae en cantidades reducidas del primer prensado en frío (aceite de oliva virgen) y se comercializa sin recibir ningún otro tratamiento una vez se han sedimentado las partículas en suspensión.

Cómo detectar adulteraciones. 1) El aceite refinado se comercializa con el nombre de aceite de oliva; cuanto más refinado, más rápidamente se enrancia. 2) Sacuda la botella; si no hay mezcla, las burbujas desaparecerán rápidamente.

En casa. El aceite de oliva puede consumirse tanto en crudo (en ensaladas o salsas) como cocinado (para freír, sofreír, guisar…). A diferencia de otros aceites, sirve para freír y se puede reutilizar (no más de 10-12 veces).

Aunque sus propiedades no desaparecen del todo a altas temperaturas, conviene moderar el consumo de aceite de oliva frito porque irrita el estómago.

Fuente de: grasas monoinsaturadas, antioxidantes y vitamina E.

Bueno para: la piel y el sistema cardiovascular.

Otros aceites de frutos

Además del de oliva, destaca el **aceite de babasú**, que se obtiene a partir de los frutos de una planta de Brasil. Es de mayor calidad que el aceite de palma y otros aceites vegetales.

El **aceite de coriandro o cilantro** es un aceite aromático fundamental en la composición de un popular tónico estomacal, el agua del Carmen.

Los aceites de frutos secos, como la almendra, la avellana, la nuez y el cacahuete son a la vez de semillas, donde los comentamos, y de frutos.

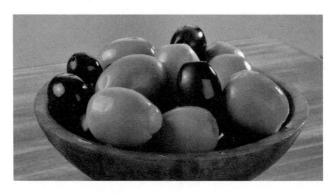

ACEITES DE SEMILLAS

Para obtener el aceite de las semillas muchas veces el prensado no es suficiente y es necesaria la utilización de disolventes. Tras la extracción se procede a corregir la acidez (que no debe superar el 0,5 % para el consumo humano) y finalmente a la rectificación (decoloración y desaromatización). Los aceites de semillas destacan por su alto contenido en vitamina E, de acción antioxidante. Los que contienen ácidos grasos poliinsaturados sirven para mantener baja la tasa de colesterol. Son en general más indigestos que el de oliva y no pueden consumirse en caliente. Por acción del calor, sus ácidos grasos se transforman en sustancias desaconsejables para el hígado y los riñones. Estos son algunos de los aceites de semillas más interesantes:

Aceite de germen de trigo

El aceite de germen de trigo contiene las cuatro vitaminas liposolubles (A, D, K y E) y un elevado promedio de ácidos insaturados (el 90 %), es un clásico para la salud con amplios beneficios, sólo presenta la desventaja de enranciarse con facilidad.

Es un buen reforzante y previene las enfermedades nerviosas e infecciosas, por lo que es uno de los mejores ingredientes de la dieta infantil.

Aceite de sésamo

Por su riqueza en lecitina favorece la formación de células nerviosas y cerebrales. Si está bien preparado no suele enranciarse y se puede conservar durante bastante tiempo.

El aceite de semillas de sésamo es un buen antioxidante rico en vitamina E, ácidos grasos insaturados y en ácido linoleico (omega 6) y oleico (omega 9). Sin embargo, debe consumirse con moderación, porque la proporción de omega 6 respecto a los omega 3 es excesiva; por eso es mejor mezclarlo con otros aceites vegetales más ricos en omega 3, como los de soja o girasol. Posee además efectos laxantes.

Es interesante para cuidar la salud del corazón y las arterias, contra el dolor en general, el nerviosismo y la menopausia. Es además un buen aliado para el cuidado de la boca y la piel, gracias a sus propiedades bactericidas y antiinflamatorias y a su poder para aumentar la circulación periférica.

Aceite de onagra

El aceite de onagra o prímula (*Oenothera biennis*) es rico en ácidos grasos esenciales (58% de ácido linoleico y 7% de ácido gamma-linolénico). Al igual que el aceite de borraja, se vende en cápsulas como suplemento dietético. Es muy rico en ácidos Omega 6, adecuados para el buen funcionamiento del organismo. Es un componente importante en el fortalecimiento del sistema nervioso y los procesos hormonales, ácido linoleico y el ácido gamma linolénico (GLA). Se extrae de las semillas en Inglaterra y EEUU, en donde se sabe que ya era utilizado por las tribus indias con fines medicinales, sobre todo en forma de infusión con agua caliente.

Beneficios del aceite de onagra. Por su contenido es un componente importante en el fortalecimiento del sistema nervioso y los procesos hormonales; es ampliamente utilizado por las mujeres porque muchos de sus grandes efectos son directamente positivos en procesos naturales relacionados exclusivamente con el sexo femenino (menstruación, menopausia, infertilidad, para una reducción de quistes de ovarios…). También mejora la circulación sanguínea en general, y contribuye además a una mejor salud del cabello, La onagra también ha logrado demostrar efectos positivos en caso de diabetes, gracias a su poder para mantener y regularizar los niveles de insulina.

En casa. Sólo hay que tener la precaución de no tomarlo con el estómago vacío.

Otros interesantes aceites de semillas

Aceite de almendra dulce. Todas las almendras, tanto dulces como amargas, poseen un elevado contenido en aceite (60% aproximadamente). El aceite de almendra dulce posee propiedades emolientes (ablanda los tumores).

Aceite de cacahuete. Es un aceite muy equilibrado que sirve para combatir los cólicos hepáticos y nefríticos y la inflamación intestinal.

Aceite de calabaza. Útil contra la hipertrofia de próstata.

Aceite de girasol. Es rico en ácido linoleico, que ejerce una acción beneficiosa sobre la piel, las mucosas, el sistema endocrino y el cerebro. Es calmante y refrescante y está indicado contra el colesterol.

Aceite de maíz. Es un aceite de mesa recomendado para el control del nivel de colesterol en sangre y por su alto contenido en vitamina E.

Aceite de nuez. Es rico en ácido alfalinoleico, que pertenece a la familia de los ácidos grasos omega 3. También es rico en vitamina K y fitoesteroles. Se usa en platos fríos y no debe usarse para freír.

Aceite de pepitas de uva. Es un aceite fluido, de sabor dulce, que se extrae de las pepitas de la uva y que sirve para preparar una fórmula de propiedades anticancerígenas.

Aceite de romero. Contiene aceite esencial, taninos, saponina y ácidos orgánicos. También aporta una sustancia muy similar al alcanfor, que tonifica el sistema circulatorio y equilibra el nervioso.

Aceite de soja. Extraído del germen de la soja, se usa para aderezar platos fríos, es una fuente de vitaminas K y E, fitoesteroles, y ácidos grasos de la familia omega 6; sería ideal encontrarlo de presión en frío, aunque es raro.

Es un excelente aceite de mesa, rico en vitaminas A y E, ácido linoleico y lecitina. Al igual que el aceite de girasol, se recomienda contra la arteriosclerosis.

Aceite de argán. Es común en Marruecos, donde se extrae de las semillas por el sistema tradicional y se vende mezclado con pimentón. Es más estable, digestivo y ligero que el de oliva y contiene más vitamina E. Es un ingrediente de muchos productos reconstituyentes y está indicado para reducir la tasa de colesterol y para prevenir los trastornos cardiovasculares por su alto contenido en ácido linoleico. También tiene aplicaciones cosméticas.

Aceite de borraja. Es muy rico en ácido gamma-linolénico, precursor de la serie omega 6 y alfalinoléico, precursor de la serie omega 3, y se vende en cápsulas como suplemento dietético.

Aceite de hipérico. El aceite se obtiene de los frutos y sus semillas. Se emplea como calmante contra los dolores de vientre y como curativo contra las úlceras gastroduodenales y las afecciones del sistema nervioso y del hígado.

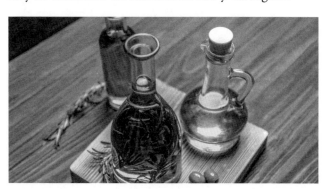

ACEITES DE ORIGEN ANIMAL

Aceite de krill

Este aceite es muy interesante para mejorar la memoria y la concentración, evitar los despistes, frenar el TDAH (Trastorno por Déficit de Atención e Hiperactividad) y la enfermedad de Alzheimer, así como para tratar los problemas de vesícula biliar y cálculos renales, entre otros.

Popularmente conocido como «el rey de los omega 3», el aceite de krill se puede obtener gracias a la extracción en frío del aceite de este pequeño crustáceo, parecido a una gamba pero mucho más pequeño, que se pesca de forma sostenible en el Océano Antártico, y que tiene un excelente contenido graso. Gracias al plancton y a las gélidas aguas, el krill es un auténtico superviviente, sanísimo y resistente, y por eso su grasa es un punto y aparte en el mundo de los omegas.

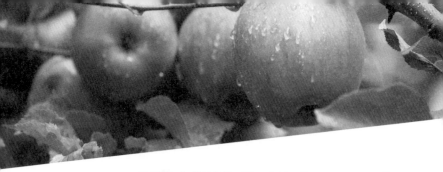

FRUTAS Y BAYAS

La fruta fresca aporta grandes cantidades de vitaminas, minerales, enzimas, fibras y agua, en proporciones variables según cada variedad y tipo de fruta. La gran diferencia entre frutas y hortalizas es que, naturalmente, las primeras son frutos de arbustos y plantas leñosas de varios años, mientras que las segundas nacen de plantas con meses de vida.

■ **Maduración.** La fruta no madura en el frigorífico. Insistimos en la importancia de comer fruta fresca natural cosechada en su punto de maduración; de lo contrario estaremos comiendo madera, sin sabor ni propiedades. A lo largo del ciclo aparece la economía, pero sobre todo una gran pereza y comodidad. Si dejamos de lado a los buenos agricultores, tanto los distribuidores como en las tiendas se argumenta que es el mismo consumidor que quiere guardar en casa la fruta durante, al menos, toda una semana.

■ **Sistemas de cultivo y maduración.** La calidad de la fruta depende en gran medida del sistema de cultivo con que se ha producido y, como decimos, del sistema de maduración. Una manzana obtenida por cultivo biológico, sin sustancias químicas, y madurada en el árbol, tiene un sabor más intenso y aporta una mayor cantidad de nutrientes que otra de cultivo intensivo, recogida todavía verde y madurada en frigoríficos.

En la compra de fruta fresca no hay que guiarse por las categorías comerciales, porque éstas se definen en función de las características externas de la fruta (tamaño, color, aspecto, peso, forma) y no de las internas (cantidad de nutrientes, sabor, aroma).

■ **Mejor de la agricultura ecológica.** El contacto de las frutas procedentes de la agricultura intensiva con las sustancias químicas no termina después de la maduración. Los cítricos (naranja, limón) son tratados con agentes de tratamiento superficial y ceras como prevención ante la descomposición y la aparición de moho; los plátanos frescos –cosechados muy verdes– se les añade una ayuda para su maduración; las manzanas reciben un recubrimiento para que la piel se mantenga fresca y firme y aguante los meses que pasarán en cámaras de 'clima controlado'. La uva se trata también con sulfato de cobre a fin de conservarla durante más tiempo.

■ **Lavarlas bien, guardarlas poco tiempo.** Para eliminar las sustancias químicas presentes en las frutas no ecológicas es necesario lavarlas con agua caliente, frotarlas o pelarlas. La mayoría de frutas sólo se conserva unos pocos días, a excepción de las manzanas y las peras, que pueden almacenarse. Por tanto, es preferible hacer la compra cada dos días que almacenar los alimentos.

Siempre es preferible consumir fruta autóctona, porque las leyes sobre sustancias químicas aplicables a la fruta (pesticidas, aditivos) varían de unos países a otros (en algunos países se siguen usando sustancias ya prohibidas en otros, como el arsénico), porque si hay fraude, siempre es más fácil reclamar en el ámbito nacional que internacional y porque la fruta procedente de zonas de cultivo cercanas se suele recoger más madura, es más fresca y en este caso contiene más nutrientes.

■ **De temporada.** También se recomienda comprar fruta de la temporada. Hoy en día es posible adquirir cualquier tipo de fruta en cualquier época del año, pero la fruta de fuera de temporada es más cara, ha sido recolectada todavía inmadura para que no madure durante el transporte y generalmente recibe más sustancias químicas para evitar su deterioro. La fruta procedente de cultivos al aire libre es mejor que la de invernadero. Conviene evitar la fruta procedente de países en los que se emplean pesticidas de forma abusiva, como Holanda e Italia (especialmente en el sur del Tirol).

■ **Frutas procesadas.** La fruta fresca cruda no debe ser sustituida por las frutas procesadas (fruta en conserva, confitada, congelada, desecada) porque aportan menos vitaminas. Las frutas en conserva se esterilizan a 100° C y se sumergen en una solución dulce. Para evitar que adquieran tonalidades oscuras, se permite la adición de ácidos de frutas (ácido ascórbico, ácido cítrico) y, en el caso de frutas de color rojo, también se autorizan los colorantes. Hay una pérdida vitamínica del 50%, proporción que va aumentando sensiblemente a medida que pasa el tiempo.

La **fruta congelada** tampoco puede sustituir a la fresca porque, aunque se mantengan muchos nutrientes (porque se procede a la congelación poco después de haber recolectado la fruta y, a diferencia de las verduras, pocas veces se practica el blanqueado), se añade una cantidad considerable de azúcares aislados (hasta un 25%) y el ácido ascórbico y el ácido cítrico están autorizados como aditivos. Además, si bien la fruta congelada puede conservarse hasta más de dos años, al cabo de tres meses ya se producen pérdidas en su contenido vitamínico.

■ **Fruta pasa desecada.** El método tradicional de secado es al aire libre o al sol, aunque generalmente se usan las cámaras secadoras. Tras el secado permanecen la mayoría de nutrientes, a excepción de la vitamina C; pero gran parte de las frutas secas que pueden adquirirse en los supermercados han recibido un tratamiento químico (fumigación con bromuro de metilo o sulfitación; también se autoriza el uso de ácido sórbico para el tratamiento de ciruelas e higos secos). También por este motivo procuraremos que nuestras frutas superfood sean de frescas y de cultivo ecológico siempre que sea posible.

Açai

La baya açai o asaí (*Euterpe oleracea*) es una fruta que se extrae de palmeras de la selva amazónica. Sus granos recuerdan a la uva en pequeño y su sabor, sin ser dulce, recuerda al del chocolate. Se suele usar en forma de helados, jugos o batidos. Es rico en calcio, posee numerosos micronutrientes y elimina el colesterol nocivo.

Antioxidantes. Usado por las poblaciones del Amazonas desde tiempo inmemorial, a partir de finales del siglo pasado empezó a conocerse en Occidente por las numerosas propiedades que se le atribuyen: está entre los cinco alimentos más ricos en antioxidantes del mundo.

El açai es tremendamente rico en antioxidantes, como los flavonoides y las antocianinas, que aportan a las frutas las tonalidades más oscuras de azul, rojo y púrpura, ayudan al cuerpo a combatir los radicales libres y lo protegen del envejecimiento, las afecciones cardíacas y el cáncer.

Se puede encontrar, entero o en puré, en la sección de congelados de algunas grandes superficies y tiendas de alimentación natural.

Albaricoque

El popular y delicioso fruto del albaricoquero (*Prunus armeniaca*) contiene el doble de azúcares que el melocotón y es menos ácido. Es un buen calmante y muy útil para las personas de estómago delicado; regenera los tejidos y tonifica el sistema nervioso; es aperitivo, refrescante, astringente (en estado fresco) y aumenta y fortalece las defensas.

En casa. Comeremos los albaricoques frescos, secos (en orejones sirve para tratar la hipertensión) o en almíbar. Frescos son ricos en vitamina A. El líquido de su almíbar es rico en vitamina C; los albaricoques también se utilizan para hacer mermeladas y compotas (en todos los casos procuraremos que lleve el menor azúcar añadido posible).

Para la vista. El albaricoque está indicado en personas que realizan trabajos intelectuales, y en caso de depresión, insomnio y nerviosismo. También beneficia la vista: comer unos 200 g diarios de albaricoque durante dos semanas es una costumbre preventiva, interesante para mantener una vista saludable.

Fuente de: beta-carotenos, potasio, hierro, fibra soluble.

Algarroba

Superfood por excelencia, se trata del fruto del algarrobo (*Ceratonia siliqua*), que antiguamente se usaba sólo para la alimentación del ganado. Hoy en día, de la algarroba se extraen preparados contra la diarrea y el estreñimiento (porque regula la humedad de las heces, absorbiendo un exceso de agua o fijando el agua en caso de heces duras).

Es rico en aminoácidos (un 10%), en especial lisina, interesante para los vegetarianos. La algarroba ayuda a reequilibrar el nivel de azúcar e insulina en sangre.

La harina. Y, sobre todo, con las algarrobas se obtiene una harina (popularmente conocida como «carob», en la cultura anglosajona), que sirve para elaborar chocolate para personas no toleran el alcaloide teobromina del cacao y no pueden comerlo. También se extrae una goma que se emplea para elaborar chicles.

Algunas variedades de algarrobo, como el curbaril, son medicinales. En Puerto Rico se usa contra las enfermedades pulmonares y reumáticas.

En casa. Hoy es fácil encontrar harina o «cacao» de algarroba en herbodietéticas y grandes superficies. Podemos usarla para sustituir el cacao en las leches vegetales, enriquecer los batidos y bebidas y para endulzar cualquier postre o barrita de cereal. Posee un sabor similar al del cacao, pero algo más dulzón, que la ha convertido en una alternativa, natural y saludable para todos los intolerantes o alérgicos al chocolate y al cacao.

A diferencia del cacao, la harina de algarroba tiene menos grasas, es más digerible y no contiene estimulantes.

El auge actual del cacao como superalimento (para quienes lo toleran) ha frenado un poco el gran éxito de la harina de algarrobo como superalimento.

Arándanos

Los arándanos son un poderoso antioxidante natural. Esta pequeña gran fruta americana, de tonos azules (*Vaccinium corymbosum*) o rojos (*Vaccinium macrocarpon*), contribuye a reducir notablemente trastornos e infecciones y mejora la vista y la memoria, tanto si se come directamente como en jugos.

Antioxidantes. Los arándanos son ricos en antocianidinas, el flavonoide que le aporta también su característico color entre azulado y rojizo, y evitan que las bacterias nocivas se puedan adherir a las paredes gastrointestinales. Esto repercute directamente tanto a nivel gastrointestinal como en las vías urinarias, ya que también evita la proliferación de bacterias en esta zona.

También se les atribuyen propiedades antisépticas, astringentes y antidiarreicas, por lo que se constata su buen hacer para el aparato digestivo. Además, ayudan en caso de problemas cardiovasculares y diabetes y reducen el nivel de colesterol nocivo LDL.

Mirtilo o arándano negro. Con el fruto maduro del arándano (Vaccinium myrtillus) se preparan mermeladas y confituras. Posee propiedades refrescantes y astringentes, actúa como bactericida y como disolvente del ácido úrico, protege las paredes vasculares y mejora la visión nocturna. Los mirtilos también están indicados contra la inflamación intestinal o del estómago, trastornos circulatorios, insuficiencia biliar y en caso de eczema.

En casa. Los arándanos, son frutas muy nutritivas: un vaso de su jugo aporta al organismo todas las necesidades diarias de vitamina C y es, además, una fruta rica en fibra, calcio y vitamina K. Si el sabor os resulta un tanto áspero, podéis combinar el jugo de arándanos con el de uva, fresones o manzana, recién hechos siempre que sea posible.

Precaución. Se trata de una fruta excelente, pero no conviene abusar de ella debido a la presencia de ácido oxálico, que es desaconsejable en personas que tiendan a formar cálculos renales.

Baobab

El baobab (*Adansonia*), es la superfood que nos llega de
África. Se trata de un árbol de grandes dimensiones, na-
tivo de las regiones semiáridas del África Sub-Sahariana.
Desde la antigüedad era conocido como «el árbol farmacia» entre la población, por las propiedades
de sus frutos y hojas.

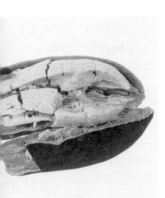

Al igual que otras especies arbóreas tropicales,
puede almacenar gran cantidad de agua en su
corteza esponjosa. Su fruto puede medir entre
10 y 45 cm., es de forma irregular, aovada,
que contiene una pulpa deshidratada, de aspecto harinoso y color blanco, con un sabor
ligeramente ácido (contiene ácido cítrico). En
esta pulpa aparecen abundantes semillas.

Es rico en antioxidantes (betacarotenos),
minerales (calcio, potasio, fósforo, hierro,
magnesio, zinc y manganeso) y vitaminas: B_1, B_2, B_3 y C
en forma de ácido ascórbico. Contiene una cantidad destacable de aminoácidos esenciales, y contribuye al aporte
de ácidos grasos esenciales (ácido alfa-linoleico).

Como alimento. Desde hace siglos se usa en multitud de
países africanos para preparar zumo de «bouy», una bebida energética rica en fibra, vitaminas, aminoácidos y sales
minerales. También se utiliza allí para preparar helados,
batidos o como alimento infantil. El fruto tal cual, recién
abierto, es una auténtica golosina, rico en carbohidratos y
fibra y muy bajo en grasas.

Fibra. El equilibrio entre fibras soluble e insoluble que
contiene el babobab se considera que estimula el crecimiento y equilibrio de bacterias de la microflora intestinal
(efecto prebiótico), Mejora la digestión, previene la diarrea
y refuerza la actividad del sistema inmunitario.

Bayas de saúco

Son el fruto del saúco (*Sambucus nigra*), árbol que crece en muchas partes del mundo pues se adapta bien a diferentes tipos de clima. Hay diferentes especies de saúco; sólo tienen propiedades medicinales las bayas de color azul o negro. Son ricas en minerales: calcio, hierro, magnesio, fósforo, potasio, zinc y sodio. En vitamina C, que las convierte en un potente antioxidante, y en vitaminas B: B_1, B_2, B_5, B_6 y B_9 (ácido fólico).

Virtudes y beneficios para la salud. Las bayas de saúco poseen un gran efecto antioxidante y depurativo que ayuda a la eliminación de toxinas y favorece el sistema inmunitario. Ayudan en el tratamiento de gripes y resfriados, de sinusitis y de bronquitis; tienen efectos antiinflamatorios, favorecen la transpiración y ayudan a controlar los niveles de colesterol.

Del saúco se aprovecha todo (flores, hojas, raíces…), si bien las bayas reúnen más principios activos.

En casa. Las bayas de saúco pueden formar parte de nuestra alimentación sin demasiados problemas, pues pueden prepararse con ellas zumos, mermeladas, jaleas y también se pueden usar en sopas y salsas. Han de consumirse siempre maduras.

También las podemos encontrar en el mercado en forma de extractos, cápsulas y zumos. El preparado «Hot Echinacea» del Dr. Vogel, elaborado con saúco y equinácea es muy eficaz en este sentido.

Cacao

¿Es el alcaloide teobromina el inconveniente principal del cacao? En realidad, el cacao (*Teobroma cacao*) nos llega sobre todo en forma de chocolate, por lo general como producto alimenticio industrializado, exageradamente cargado de azúcar, grasas poco aconsejables… y leche. En conjunto se trata de una combinación fatal. Por eso tradicionalmente se eliminaba de las dietas.

Hoy la naturaleza saludable del cacao es algo que pocos se atreven a poner en duda. Nos referimos al cacao natural, con al menos un 60% de pureza.

El cacao contiene más de 50 nutrientes que nuestro organismo absorbe de forma muy eficaz; es por ejemplo 'una importante fuente de minerales como el magnesio, el hierro, el manganeso y el cromo; aporta también antioxidantes y vitaminas del grupo B.

Polifenoles antioxidantes. En el cacao (de 10 a 15 mg por gramo) ejercen un efecto vasodiliatador que ayuda a mantener la elasticidad de las arterias y a reducir la presión arterial, de ahí su incidencia positiva sobre el sistema cardiovascular.

Ese elevado contenido en polifenoles protege también al organismo frente a los procesos inflamatorios.

La combinación de polifenoles flavonoides, junto la teobromina, ayuda a elevar el colesterol bueno HDL y a reducir el colesterol perjudicial LDL.

En casa. Consumiremos cacao o chocolate negro que sea al menos en un 60% puro (lo ideal es que sea superior al 70%).

Camu-camu

El árbol camu-camu (*Myciaria dubia*) crece en la amazonia peruana, en terrenos propensos a inundaciones durante la temporada de lluvias. La pulpa que contiene la fruta de este superalimento posee una elevadísima concentración de vitamina C de fácil asimilación gracias a la simbiosis del resto de componentes (calcio, hierro, fósforo, potasio, niacina, riboflavina…).

Una fruta superfood. Es una fruta pequeña, de color rojizo y sabor levemente ácido. Y aunque suelen emplearse sus hojas e incluso la corteza del árbol con fines curativos, su uso más conocido es como superfood, sobre todo, por este elevado nivel de vitamina C (30 veces mayor en comparación con otras frutas, como la naranja o el limón).

Además, el camu-camu ayuda a elevar el nivel de serotonina, la hormona del bienestar, y ayuda a normalizar el sueño. Por eso se usa también como antidepresivo. Y por otra parte estimula la producción de colágeno, que es vital en la formación de ligamentos, cartílago, tendones, dientes, uñas y cabello.

Antioxidantes. El camu-camu es una fuente ideal de antioxidantes; se ha venido usando tradicionalmente como fruta antiviral y antigripal, y hoy se valora su eficacia en caso de herpes labial y herpes zóster, además de su uso en caso de tos y resfriados. También es un buen antiinflamatorio y emoliente, y en general tonifica el sistema inmunitario.

Digestivo. Otra de sus propiedades está en su efecto digestivo. La serina, uno de los componentes del camu-camu, potencia notablemente el funcionamiento de todo el aparato digestivo.

En Europa. El camu-camu comienza a verse ya en forma de yogur, jugo, pulpa concentrada, e incluso helado. Pero de momento su uso más habitual es en forma de cápsulas para su ingesta oral.

Ciruela

Rica en vitamina E, hierro y potasio, la ciruela (*Prunus domestica*) es un fruto laxante y desinfectante del tubo digestivo. También es energética, estimula el sistema nervioso, regenera los nervios y descongestiona el hígado.

Existen más de 300 clases de ciruelas, que van desde el tamaño de una guinda hasta el de un níspero. Entre ellas destaca la ciruela claudia, de color verde y sabor dulce.

La ciruela es útil contra el estreñimiento, la anemia, el reuma y la arteriosclerosis.

Fuente de: vitaminas C y E, beta-carotenos, ácido málico.

Buena para: el corazón, la circulación y la digestión.

Ciruelas desecadas. Las ciruelas pasas son laxantes y muy energéticas. También podemos comerlas en forma de compota o mermelada.

Frambuesa

Esta baya pequeña y roja (*Rubus idaeus*) aporta muchos minerales y vitaminas y pocas calorías (40 kcal por cada 100 g). Las frambuesas calman el nerviosismo, fortalecen el sistema inmunitario y son depurativas. Están indicadas contra el reumatismo y la gota, la dispepsia y el exceso de urea en la sangre.

Virtudes. Las frambuesas son estomacales, tónicas, aperitivas, diuréticas, laxantes, refrescantes, antiescorbúticas, sudoríferas y útiles contra la fiebre. Sus hojas tienen propiedades astringentes y en infusión se pueden usar para practicar gargarismos contra el dolor de garganta y para lavar y cicatrizar heridas.

Jugo antioxidante. El jugo de frambuesa, especialmente si se mezcla con el de grosella, es muy rico en antioxidantes y eficaz en caso de infecciones urinarias, fiebres biliosas y las retenciones gastrointestinales, entre otras enfermedades.

La frambuesa forma parte del grupo de frutos rojos ricos en antioxidantes a los que se les han encontrado propiedades beneficiosas en la prevención del cáncer.

Fuente de: vitamina C, calcio, potasio, magnesio, hierro y fibra soluble.

Fresas y fresones

El fresal (*Fragaria vesca*) es una planta rastrera hoy cultivada por su fruto, aunque todavía se pueden recoger fresitas silvestres en el bosque. Los fresones y fresas son ricos en vitaminas A, B_1, B_2, C y E, calcio, fósforo y hierro, beta-carotenos y fibra soluble. Estimulan la producción de jugos gástricos, son bajos en calorías y se digieren con facilidad.

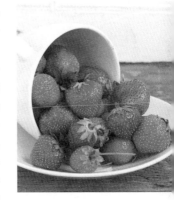

Virtudes. Las fresas son diuréticas, alcalinizantes y ligeramente laxantes. Se utilizan en caso de artritis, cálculos biliares, infecciones de vejiga, arteriosclerosis, fiebre, los oxiuros y las hemorroides. Ayudan también al equilibrio del sistema nervioso y las glándulas endocrinas y refuerzan el sistema inmunitario. Su riqueza en ácido elágico otorga a las fresas propiedades anticancerígenas.

Las raíces son astringentes, aperitivas y diuréticas y se emplean como depurativo; las hojas se usan para hacer gargarismos contra las inflamaciones de boca y garganta y para limpiar heridas.

Curas de frutas. Con la llegada del buen tiempo son protagonistas de las curas de frutas, entre otros motivos por su acción contra astenia (falta de energía) o apatía primaveral.

En casa. Es necesario lavarlas bien antes de consumirlas. Tradicionalmente se dejaban en remojo en vino tinto, pero hoy en día es habitual dejarlas sumergidas en zumo de naranja y limón para que maceren un buen rato; luego pueden comerse acompañadas de medio plátano en rodajas y una cucharadita de miel por tazón.

Jugo de fresas. La llegada de las actuales licuadoras y, sobre todo, extractoras, propicia la obtención de un jugo de extraordinaria calidad, cuya pulpa incluso puede incluir una pequeña parte de fibra y que además combina muy bien con un sinfín de frutas, desde la manzana a la uva, pasando por la granada.

Con las fresas se preparan helados, mermeladas y tartas.

Frutas del bosque, frutos rojos

El enorme interés actual por los frutos rojos y los frutos del bosque en general (se incluyen también las moras, por ejemplo), está en el descubrimiento de su propiedades anticancerígenas y antioxidantes.

Como fruto comparten las características de la mayoría de frutas: agua, fibra y nutrientes reguladores (vitaminas, minerales, oligoelementos…) en una armoniosa conjunción.

Pero además las **grosellas, arándanos, moras, endrinos, madroños, fresas y frambuesas** son ricas en antioxidantes flavonoides y contienen, en resumen, una excelente e interesante variedad de fitoquímicos que les da, junto a sus propiedades sensoriales (colores intensos rojos y morados, sabor ácido...) un valor extraordinario para la salud. Deberían estar presentes a menudo en nuestra mesa.

Granada

También la granada (*Punica granatum*) y sus numerosos granos duros es rica en vitamina C, celulosa y pectinas. La granada es refrescante, mineralizante, desinflamante y astringente. Tonifica el corazón y ayuda a expulsar parásitos intestinales; está indicada contra la astenia, la disentería, la fiebre y las inflamaciones uterinas. Destaca sobre todo por su poder desintoxicante y está indicada en las enfermedades del estómago, de los intestinos, del hígado, del corazón y de la piel, la presión arterial alta, las inflamaciones renales, los cálculos renales y biliares, la gota, el reuma y la obesidad.

En el año 2000 se descubrió el contenido tan elevado de antioxidantes de la granada, superior al del té verde. Desde entonces se investigan los efectos de los fitoquímicos que contiene esta fruta tan bien protegida por la Naturaleza. Su piel se utiliza en infusión contra la inflamación e irritaciones de la garganta.

En casa. Al igual que ocurre con la mayoría de frutas, hoy podemos obtener jugo de granada con facilidad a través de los modernos equipos extractores, sólo es necesario desgranarla. Con todo, las jugosas granadas se comen crudas de infinidad de maneras, quedan magníficas en algunas ensaladas y para contrastar sabores en general, o bien se usan para preparar jaleas, confituras, mermeladas y jarabes.

Higo

Algunos higos (*Ficus carica*) se dejan secar al sol para que se conserven más tiempo: son los populares higos secos, pero es la breva la primera de las dos cosechas anuales del fruto de la higuera. Los higos son ricos en azúcares, vitaminas A, B y C, beta-carotenos y magnesio. Alivian el restreñimiento y los trastornos digestivos, y hoy se sabe que contribuyen también a la prevención del cáncer.

El higo limpia las vías respiratorias, evita el dolor de garganta, ayuda a eliminar los cálculos renales y es laxante, antihelmíntico y diurético. Está indicado contra las irritaciones gastrointestinales (gastritis, colitis), la fiebre, las llagas, la astenia y las inflamaciones pulmonares o urinarias. Su decocción se usa contra las llagas de la boca, la estomatitis (inflamación de la mucosa bucal), la gingivitis

y las anginas.

Las cataplasmas de higo sirven para curar forúnculos, quemaduras, herpes, abscesos y tumores inflamados.

El **látex** (leche que se desprende del higo recién arrancado) se aplica sobre las vellosidades y las verrugas.

El café de higos (infusión de higos tostados) se prescribe contra las pulmonías y bronquitis.

Goji

Las bayas de goji (*Lycium barbarum*) gozan de un éxito espectacular también aquí, debido a sus prodigiosas propiedades. Se trata del fruto del árbol goji tradicional de los Himalayas, conocido y utilizado en China y Tíbet desde hace miles de años. Es otro de los alimentos antioxidantes más potentes que se conocen.

Fruta adaptógena. Su fama actual se debe, entre otros motivos, a que se le han descubierto poderosas capacidades adaptógenas. Según algunos nutricionistas, el goji posee una actividad antiaging para prolongar la vida y activar la energía natural del organismo, sobre todo en caso de enfermedades. Fortalece el sistema inmunitario, aumenta la libido (incrementa la testosterona en sangre) y ayuda a equilibrar la presión sanguínea, los niveles de colesterol, el azúcar en caso de diabetes, el insomnio... El goji también fortalece el corazón y la memoria y mejora el ánimo. Y ayuda a incrementar la resistencia en caso de fatiga... Su máxima popularidad se ha dado porque lo utilizan las personas que quieren seguir un tratamiento en caso de sobrepeso.

El goji es rico en zinc y selenio y sólo tiene una contraindicación: interfiere con los medicamentos coagulantes.

En casa. Normalmente pueden encontrarse bayas desecadas en las tiendas de dietética (conviene elegirlas de la agricultura ecológica). También se ofrecen molidas, junto con semillas de lino, interesantes para añadir al muesli del desayuno entre otros platos.

Lo mejor es rehidratar las bayas secas para devolverles su textura tierna, por ejemplo, haciéndolas al vapor unos pocos minutos. En cuanto al uso culinario se pueden tomar solas (20-30 bayas al día) o bien en numerosos preparados como ensaladas, muesli, madalenas, salteados, con yogur…

Kiwi

El kiwi es el fruto (*Actinidia chinensis*) de una enredadera subtropical asiática. Es muy rico en vitamina C (105 mg en cada 100 g) y previene la gripe y catarros. También destaca su contenido en fósforo, calcio y hierro. Es muy fácil de digerir y su valor calórico es muy bajo, por lo que suele incluirse en los regímenes de adelgazamiento.

El color verde de los kiwis es básicamente clorofila, reconocida en este caso como un eficaz fitoquímico con propiedades antioxidantes y anticancerígenas. También contiene ácido elágico y antocianinas, como la ciruela y la fresa, y luteína, que es un carotenoide que ayuda a mantener la vista sana.

Fuente de: vitamina C, beta-carotenos, potasio, bioflavonoides, fibra.

Bueno para: el sistema inmunitario y la piel. Alivia los resfriados y los trastornos digestivos.

Los cítricos. Lima

Como ocurre con todos los cítricos, el jugo de la lima (*Citrus limetta*) es rico en vitamina C; digestivo, antiescorbútico, refrescante y útil contra el flato, la fiebre, la inflamación del hígado, el reuma, la artritis y la gripe. El té o tisana de la corteza también se utiliza contra los cólicos y las indigestiones.

El zumo de lima se aplica externamente, mezclado con aceite de coco o de almendra, para eliminar la caspa. De la lima se extrae la esencia de neroli, que se utiliza en perfumería.

Fuente de: vitamina C, bioflavonoides, potasio.

Buena para: el sistema inmunitario y como protector del cáncer. Alivia la gripe, la tos y los resfriados.

Limón

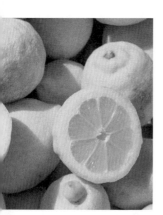

El limón (*Citrus limón*) es un poderosísimo antiséptico y un auténtico tesoro de la naturaleza. Este cítrico es astringente, desinfectante, cicatrizante y coagulante, tonifica el organismo, elimina las toxinas, purifica la sangre, reduce y elimina los cálculos, intensifica las defensas del organismo, reduce la fiebre, evita las hemorragias intestinales y las hemorroides, regenera y limpia las paredes del estómago y ayuda a normalizar las palpitaciones del corazón. Un auténtico prodigio y la mejor farmacia que podamos tener en casa.

El limón previene y cura las afecciones de garganta, desinfectando y tonificando las mucosas.

En casa. El consumo habitual de limón también está muy indicado en los casos de reuma, artritis y gota, porque a pesar de tener un sabor ácido, este cítrico no acidifica la sangre, sino que es alcalinizante.

A pesar de sus beneficios no hay que abusar del limón, porque tomado en grandes dosis puede causar una eliminación excesiva de minerales e irritar las mucosas. Una persona sana no debería tomar más de un limón al día (mezclado o no con agua). Mejor si se bebe con una pajita, para evitar que desgaste el esmalte dental.

El jugo de limón fresco y recién hecho actúa contra la gripe, la neumonía, la diarrea y un sinfín de enfermedades graves hoy poco frecuentes entre nosotros. Es muy beneficioso contra las enfermedades del hígado, páncreas, riñón y del sistema urinario.

Bergamota. El llamado «limón dulce» es en realidad la bergamota (*Citrus bergamina*), una variedad de lima de color anaranjado de la que se consume la pulpa, que es algo ácida. De la corteza se extrae un aceite muy aromático que se emplea en confitería y en perfumería.

La bergamota es tónica, estimulante, antiséptica y reduce la secreción de bilis; aumenta el apetito y elimina los gases intestinales. Además, contiene muchas vitaminas y minerales.

Fuente de: vitamina C, bioflavonoides, potasio.

Naranjas y mandarinas

La naranja (*Citrus aurantium*) es el popular fruto cítrico tradicionalmente rico en vitamina C (60 mg por cada 100 g) que también contiene vitamina A, calcio, fósforo y hierro. Existen dos tipos principales: la naranja agria y la dulce, más rica en azúcares.

Virtudes y propiedades. Al igual que el limón, tiene un alto poder antibiótico y es alcalinizante, antihemorrágica, diurética, tónica y remineralizante; también estimula el sistema inmunitario y endocrino. La naranja actúa contra numerosas afecciones como la gripe y los resfriados, la fiebre, la dispepsia, la astenia, la anemia y las afecciones hepáticas, la tos ferina, la tendencia a las hemorragias, la trombosis, la hinchazón de los miembros, los vértigos, el dolor de cabeza, la gingivitis, la estomatitis, el sarampión, la varicela, el reumatismo, algunas fibromialgias y la artritis. Y al igual que ocurre con el resto de cítricos, son buenas para las defensas y el corazón.

En casa. La naranja estimula los movimientos peristálticos intestinales y ayuda a combatir el estreñimiento; si se toma en zumo conviene incluir la pulpa.

Las flores del naranjo son antiespasmódicas y sedantes y actúan contra la ansiedad y el insomnio.

Naranjas imperiales. Las personas que digieren mal las naranjas tienen una excelente solución en las naranjas imperiales. No son ácidas, pero mantienen todas sus propiedades salutíferas.

La mandarina (*Citrus nobilis*) posee propiedades parecidas a las de la naranja, aunque su contenido en minerales y ácido cítrico es menor y contiene la mitad de vitamina C. Es un fruto depurativo, refrescante y digestivo. Estimula el apetito, regula la presión arterial y actúa como sedante sobre el sistema nervioso.

Pomelo

Es el fruto (*Citrus grandis*) rico en vitamina C y minerales (fósforo, calcio, magnesio, hierro, cobre, manganeso). El pomelo es depurativo, diurético, algo laxante, alcalinizante, refrescante, antiséptico, digestivo y aperitivo. Está indicado contra las infecciones, las hemorragias, la plétora (exceso de sangre u otros humores), la artritis, las afecciones de la próstata y de los riñones, las congestiones cerebrales, el estreñimiento, las afecciones pulmonares como el asma (porque fortifica los pulmones) y la fragilidad capilar. La corteza del pomelo contiene un alcaloide útil contra la malaria. Las flores sirven para preparar infusiones antiespasmódicas y sudoríficas.

Fuente de: vitamina C y minerales (fósforo, calcio, magnesio, hierro, cobre, manganeso).

Bueno para: disfunciones hepáticas, fiebre y dispepsias. Eleva las defensas, mitiga los problemas circulatorios, el dolor de garganta y encías.

Mango

El mango (*Mangifera indica*) es diurético y algo laxante y actúa favorablemente en caso de fiebre y de trastornos menstruales. La pulpa, que debe estar bien madura, se come cruda (a veces incluso cocida) y también se emplea en licores y vinagres. Las hojas cocidas fortalecen las encías y están indicadas contra el dolor de garganta.

El mango forma parte también de los alimentos que fortalecen las defensas y ayudan a prevenir el cáncer.

Fuente de: antioxidantes flavonoides, beta-carotenos, vitamina C, potasio.

Bueno para: afecciones cutáneas y estados de convalecencia.

Mangostán

El mangostán (*Garcinia mangostana*) es una fruta muy popular en Asia, que contiene fenoles, catequinas, quimona, polisacáridos, estilbenos, minerales y vitaminas (está entre los poquísimos vegetales que contienen vitamina B12). Hoy interesa sobre todo por su alto contenido en xantonas, un antioxidante bioflavonoide muy poderoso.

El mangostán se usa desde hace miles de años en la medicina oriental, por su acción para equilibrar el sistema cardiovascular, nervioso, inmunológico, cardiovascular, metabólico… Y hoy se está utilizando en pruebas para fortalecer el sistema nervioso central (prevención de trastornos como Parkinson o el mal de Alzheimer).

El mangostán actúa como antiinflamatorio y ayuda a prevenir la arteriosclerosis e hipertensión (es rico en potasio), actúa como diurético y ayuda a tratar de forma natural otras afecciones como artritis, cálculos renales, gota, retención de líquido. Permite eliminar el exceso de toxinas y es un excelente depurativo.

En casa. Podemos probarlo en forma batido detox, combinándolo con zumo de naranjas y arándanos. Su propiedad antioxidante es excelente, por ejemplo, para reducir el colesterol malo LDL, pero también en caso de acné.

Manzana

La manzana (*Pyrus malus*) es el fruto por excelencia, rico en pectinas y fósforo, y con otros minerales (potasio, calcio, sodio) y vitaminas (A, B, C). Existen unas cuarenta variedades de manzana, que podemos encontrar más o menos de forma habitual en los mercados.

Virtudes y propiedades. La manzana es diurética, tónica, refrescante, febrífuga, astringente, calmante, expectorante y desinflamante; facilita la digestión (porque estimula el funcionamiento de las glándulas salivares y gástricas) y purifica la sangre. Actúa contra las úlceras gástricas, la acidez de estómago, los cólicos, el estreñimiento (por su contenido en celulosa), los cálculos renales y hepáticos y las enfermedades de la vejiga y de los bronquios; alivia las palpitaciones cardíacas, el reuma, la arteriosclerosis, las hemorroides y las enfermedades de la piel.

La manzana sigue 'viva' muchos días después de cosecharla del árbol: es uno de los alimentos que mejor se conservan.

En casa. El jugo, especialmente el de las variedades agridulces, es de gran utilidad para vencer las diarreas. Este fruto posee un gran poder desinfectante contra numerosos gérmenes patógenos (salmonellas, estafilococos, proteus). El jugo de manzana combina perfectamente con el resto de frutas y una gran mayoría de hortalizas, lo que le da una destacable importancia para combinarlo con superfoods.

Tisana. Las flores y las hojas del manzano son útiles contra algunas enfermedades de los ojos, y los brotes, contra la gota, la artritis, la litiasis, el dolor de cabeza, el insomnio y la ictericia. La tisana elaborada con las hojas actúa contra la amenorrea y las náuseas.

Maracuyá

De la fruta de la pasión o maracuyá (*Passiflora edulis*) cabe destacar su contenido en provitamina A (betacaroteno), vitamina C y respecto a los minerales, su aporte de potasio, fósforo y magnesio. La variedad amarilla es más rica en nutrientes que la morada. El maracuyá es una fruta dulce, refrescante y fácil de digerir, rica en sustancias antioxidantes interesantes para todo el mundo.

Además, contiene una cantidad elevada de fibra, que mejora el tránsito intestinal y reduce el riesgo de ciertas alteraciones y enfermedades.

La provitamina A se transforma en vitamina A en nuestro organismo a medida que éste lo necesita. Es esencial para la visión, el buen estado de la piel, el cabello, las mucosas, los huesos y para el buen funcionamiento del sistema inmunitario.

La vitamina C interviene en la formación de colágeno, huesos y dientes, glóbulos rojos, favorece la absorción del hierro de los alimentos y la resistencia a las infecciones. El potasio, fósforo y magnesio, adecuadamente equilibrados en el maracuyá, son igualmente interesantes. El potasio ayuda a la transmisión y generación del impulso nervioso y para la actividad muscular normal, interviene en el equilibrio de agua dentro y fuera de la célula. El fósforo interviene en la formación de huesos y dientes y participa en el metabolismo energético. El magnesio es laxante y se relaciona con el funcionamiento de intestino, nervios y músculos, también forma parte de huesos y dientes y mejora la inmunidad.

Noni

El noni (*Morinda citrifolia*) es un fruto originario del sudeste asiático y la Polinesia, que crece en un árbol pequeño, perennifolio, de hojas elípticas, grandes y brillantes. Las flores, pequeñas y blancas, producen un fruto múltiple, ovoide, de superficie irregular amarillenta o verdosa, blanquecina, lleno de semillas, de olor desagradable cuando está maduro. Su olor hace que sólo se consuma en épocas de escasez, pero se comercializa un suplemento contra ciertas enfermedades severas, incluidos diversos tipos de cáncer. El noni contiene proxeronina, precursor de la xeronina, alcaloide que ayuda en el funcionamiento de todas las células del organismo.

Además de ser también adaptógeno, el jugo del fruto tiene otros numerosos e importantes efectos curativos, ya que reduce la presión sanguínea y la inflamación articular, y actúa como analgésico y antibacteriano.

Papaya

Esta fruta tropical (*Carica papaya*) de color amarillo y de sabor dulce, es interesante por su riqueza en enzimas (papaína, quimopapaína A, quimopapaína B, callasa, lipasa, lisozima, glutamina-ciclotransferasa) que disgregan las proteínas y emulsionan las grasas. Por este motivo es de gran utilidad contra las dispepsias y, en general, porque favorece la digestión.

La papaya también es útil para curar las afecciones cutáneas y la difteria y para matar las lombrices intestinales. Tanto el fruto como las semillas favorecen la secreción de bilis.

La tisana de las hojas de papaya es útil contra la dispepsia atónica y ciertas afecciones cardíacas.

La pulpa es antibiótica y se usa externamente para desinfectar heridas. Se come cruda y se utiliza también para elaborar jarabes digestivos, confituras y cosméticos, y para clarificar la cerveza.

Physalis

El alquequenje (*Physalis alkekengi)*, también conocido como physalis, tomate encarnado o vejiga de perro, es una planta herbácea muy fácil de reconocer por una atractiva cubierta en forma de cáliz con textura de papel alrededor de los frutos anaranjados o rojizos, que son comestibles y de sabor ácido.

El physalis es antirreumático, diurético, laxante y vitamínico. Para fines medicinales la parte de interés es la baya, que se puede cosechar en otoño una vez que están maduros. Los frutos se ponen a secar en la sombra y después se conservan en recipientes transparentes y bien sellados.

En casa. Puede prepararse en polvo, en decocción de las bayas frescas, en forma de vino o de jarabe. Para la preparación en polvo se emplean las bayas ya secas y se muelen hasta volverlas en un polvo fino. Se consumen de 2 a 3 gramos hasta 3 veces al día. Se puede acompañar en una oblea. Ideal para problemas de la vejiga, retención de líquidos y acumulación de ácido úrico.

Decocción. Se toma una taza de bayas frescas y se ponen a cocer en un litro de agua durante cinco minutos. Se deja enfriar y después se cuela, se le puede añadir azúcar o miel para endulzar. Se toma un vaso por las mañanas para reducir los niveles de ácido úrico.

Jarabe. Se puede encontrar en algunas tiendas, o bien, se prepara a partir de una décima parte de extracto de alquequenje con el resto de jarabe base. Se toman tres cucharadas a lo largo del día.

Suplemento. Como complemento alimenticio las bayas del alquequenje son un excelente aporte de ácido ascórbico (vitamina C), también aporta cantidades moderadas de vitamina A. Su consumo se recomienda en temporadas de frío para evitar gripes y resfriados.

Piña

La piña tropical (*Ananas comosus*) contiene bromelina, un importante enzima digestivo similar a la pepsina que contribuye a metabolizar las proteínas. La piña es un fruto depurativo, diurético, remineralizante, refrescante, antipútrido y pectoral, que se indica en caso de digestiones pesadas, acidez, úlcera, bronquitis, dolor de garganta, asma, enfermedades rinofaríngeas, hemorroides, artritis, anemia, descalcificación, arteriosclerosis, uremia, gota y artritis.

La piña también normaliza la superficie de las mucosas irritadas (boca, faringe, laringe) y, por su contenido en yodo, beneficia la glándula tiroides. Actúa como reforzante general del cerebro, útil en caso de déficits de memoria, melancolía y neurastenia.

El jugo de piña es una bebida que combina de forma excelente con otras frutas. Es antiséptico, vermífugo, nutritivo y activa las funciones digestivas, hepáticas y pancreáticas. Es una fuente excelente de enzimas, vitamina C y potasio.

Plátano

Cualquiera de las plantas de la familia de las Musáceas da plátanos, bananos y bananas; de éstos la Musa paradisiaca da el fruto comestible conocido como plátano macho o plátano de cocer, y la Musa cavendishii da el plátano de pulpa blanda que se come crudo, también llamado banano o banana, aunque hay numerosos híbridos.

Virtudes y uso. El plátano es uno de los frutos más calóricos que existen, contiene fósforo, hierro, magnesio, potasio, sodio, zinc y vitamina C, y es tónico, reforzante, algo laxante, pectoral y alcalinizante. Elimina las toxinas del intestino, combate la acidosis de la sangre, regenera los glóbulos rojos y favorece el desarrollo de los huesos. Los atletas lo utilizan como fuente de calorías porque inmediatamente después de ser consumido su contenido energético ya es aprovechable.

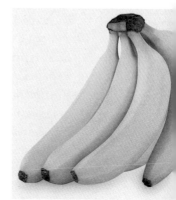

Está indicado para todas las edades y en caso de anemia, hidropesía, cirrosis hepática, reumatismo y síndrome de fatiga crónica.

En casa. Debe comerse bien maduro (amarillo con manchas negras) porque verde contiene demasiado almidón (que durante la maduración se transforma en azúcares) y resulta indigesto.

En jugo se convierte en un excelente tónico estomacal porque estimula la secreción de jugos digestivos.

La dieta de plátanos ayuda a superar las diarreas crónicas. Consiste en comer cada cuatro horas uno o dos plátanos maduros triturados y aliñados con zumo de limón.

Fuente de: fósforo, hierro, magnesio, potasio, sodio, zinc, vitamina A y ácido fólico.

Uva

De la uva (*Vitis vinifera*) existen unas 200 variedades (herrial, rojal, albilla, moscatel…), que agrupamos como negras, rojas, rosadas y blancas. El vino es el producto de la uva más cocido, hoy revalorizado por la presencia de la beneficiosa sustancia antioxidante resveratrol, aunque conviene advertir que aparece también en el propio mosto, las uvas pasas y hasta en el aceite de semillas de uva.

Propiedades. La uva es rica en azúcares (fructosa y glucosa) y potasio, y aporta 60 kcal por cada 100 g. Es diurética, depurativa, antiinflamatoria y cicatrizante, estimula la circulación y la producción de jugos gástricos, refuerza el sistema nervioso y las encías. Actúa contra la hipertensión arterial, las enfermedades del hígado (ictericia) y del riñón (cálculos, insuficiencia renal, retención de líquidos), el reumatismo y la gota. El jugo de uva es muy eficaz en todos estos casos.

Resveratrol. Las uvas negras y rojas contienen bioflavonoides, que actúan como antioxidante (ayuda a eliminar los radicales libres y por tanto protegen contra el cáncer y las enfermedades cardiovasculares). El hallazgo de este beneficioso antioxidante alrededor de la piel de los granos de uva, y también en el vino tinto, ha causado sensación, pero en realidad, los inconvenientes de ingerir alcohol siguen siendo igual de severos.

En casa. Es muy fácil aprovechar los beneficios de este antioxidante, y del resto de importantes fitoquímicos que contienen las uvas, sencillamente, comiéndolas. Pero si queremos disfrutar de la uva bebida, con los nuevos extractores de jugo podemos obtener un mosto de uva incomparable, y sin tener que separar las semillas.

Precaución. Los polifenoles y los taninos presentes en la piel de las uvas rojas y negras pueden desencadenar migraña en personas sensibles a estas sustancias, en este caso deberán pelarlas.

Las uvas procedentes de la agricultura intensiva contienen restos de plaguicidas sobre la piel y antes de ingerirlas conviene lavarlas y, si es posible, pelarlas.

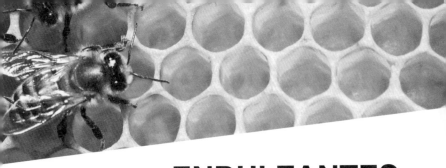

ENDULZANTES

Elegir superfoods para endulzar no es una decisión pequeña. El azúcar convencional se ha convertido en un auténtico azote de la salud, en parte porque como ingrediente está omnipresente en la inmensa mayoría de alimentos que la industria nos ofrece.

■ **Azúcares y azúcar.** Recordemos muy brevemente que los azúcares en general (insistimos: *en general*) son los compuestos orgánicos más abundantes de la biosfera; abundan sobre todo en las plantas y algunos son básicos en la alimentación humana y animal. Los azúcares son biomoléculas orgánicas también llamadas carbohidratos o glúcidos. Existen en forma de monosacáridos, oligosacáridos y polisacáridos, cuyas interesantes características encontraréis explicadas fácilmente en la web.

Pero al hablar de «azúcares», es fácil que se den confusiones con esos granitos blancos con los que endulzamos un café. Aquí nos referimos a ellos, al azúcar blanco que tanto endulza, hasta el punto de convertirse en un problema. Basta con recordar el aumento alarmante de casos sobrepeso y de diabetes mellitus del tipo 2 (sin dependencia de la insulina) en todo el mundo desarrollado. Vale la pena tenerlo en cuenta a la hora de decidir lo que comemos… y cómo endulzamos.

■ **Un «ladrón de calcio» muy adictivo.** Aunque todavía no existen pruebas de ello, el azúcar blanco, industrial y refinado, provoca una alta dependencia, semejante a la de la morfina. Y sólo nos aporta calorías «vacías». Más serio aún es el esfuerzo que ha de realizar el organismo para asimilar el azúcar, echando mano de las reservas de calcio para metabolizarlo.

No es el único problema, la relación de trastornos que produce el azúcar en la salud es inacabable. Hoy sabemos que, junto con la sal y las grasas, el azúcar forma parte de un trío fundamental en la industria alimentaria, sin el cual los alimentos saben peor y se conservan peor. Pero los efectos para la salud son realmente nocivos, hasta el punto de que las autoridades sanitarias han comenzado a abordar este problema, para el que existen sobradas alternativas, mucho más saludables.

Edulcorantes sustitutos de azúcar

Existen dos categorías básicas de edulcorantes: los nutritivos y los no-nutritivos.

Nutritivos. Se les llama así porque aportan calorías y elevan la glucosa en sangre. Incluye azúcares como sacarosa, dextrosa, lactosa, maltosa, miel, jarabe de maíz, molasas, concentrados de jugos de frutas y polioles (sorbitol, manitol y xilitol).

La **fructosa** eleva la glucosa más lentamente que el resto de azúcares… a condición de que no proceda del maíz, que hoy en día es la forma más fácil y barata de obtener fructosa.

Endulzantes no nutritivos. No aportan calorías ni suben la glucosa en sangre. Los más característicos son la sacarina, maltodextrinas, aspartamo y acesulfamo potásico.

Azúcar integral de caña

El auténtico azúcar integral de caña es puro zumo de la caña de azúcar, colado y espesado en calderos hasta obtener un jarabe que se deja enfriar, se bate y se tamiza dando como resultado el azúcar de color marrón oscuro y textura húmeda. No recibe ningún otro proceso de elaboración ni refinado.

Este azúcar crudo conserva las propiedades nutricionales de la caña, tiene un sabor muy agradable que evoca el del regaliz y su textura es un poco pegajosa, porque es muy rico en melaza o miel de caña. En el momento de comprarlo podemos encontrarnos con diferentes grados de humedad (la encontramos «pegajosa»). Cuanto más lo sea, menos refinado estará.

No todo el azúcar integral que se comercializa es así, como el auténtico. Muy a menudo, lo que algunos fabricantes venden como azúcar «moreno» es simplemente azúcar blanco refinado al que se le ha añadido extracto de melaza. Este extracto le proporciona su color y sabor particular, pero muy pocas vitaminas y minerales. No es un azúcar integral, por eso su contenido mineral es muy inferior a la melaza y su valor nutritivo es tan sólo ligeramente superior al del azúcar blanco.

Azúcar demerara. Es otra variedad de azúcar integral, es decir, sin refinar, obtenido también de la caña de azúcar. Es de color es y sus cristales son más grandes y crujientes, no tienen textura húmeda.

Azúcar moscovado. También se obtiene a partir de la caña de azúcar sin refinar, con métodos artesanales y tradicionales. Se trata de un azúcar «turbinado»; sus cristales lavados al vapor poseen un delicado sabor a melaza y un color de caramelo. Para evitar la tendencia a endurecer con el tiempo, conservarlo en recipiente hermético y evitar la exposición al aire. Es ideal para combinar con chocolate.

Azúcar panela. Es el azúcar más puro: se obtiene de la evaporación de los jugos de la caña y cristalización de la sacarosa. El jugo de caña de azúcar se cuece a altas temperaturas hasta formar una melaza bastante densa, luego se pasa a unos moldes en forma de cubo donde se deja secar hasta que se solidifica. No sufre de ningún refinado, ni centrifugado, ni procedimientos químicos y conserva todos los nutrientes de la caña de azúcar. La sacarosa es el principal constituyente de la panela, y en menor medida también glucosa y fructosa. Posee 5 veces más minerales que el azúcar integral y 50 veces más minerales que el azúcar blanco. Ahora es fácil encontrarlo también en Europa en herbodietéticas.

Miel

El endulzante más antiguo del mundo es este popular superalimento natural elaborado por las abejas a partir del néctar de las flores y la ligamaza (sustancia dulce y viscosa que recubre algunas plantas, en especial las coníferas).

Dulzura natural. La miel contiene azúcares naturales (de un 60 a un 80%; son principalmente la glucosa, la fructosa y la sacarosa), agua (20%), proteínas (0,7%), minerales (potasio, fósforo, silicio, aluminio, boro, etcétera; de un 0,1 a un 0,5%), aromas procedentes de las plantas y otras sustancias. De entre los enzimas que contiene destaca la diastasa, que favorece la digestión.

Un tesoro. Como edulcorante es muy superior al azúcar, gracias a sus propiedades medicinales (presenta más de 100 principios activos).

La miel es un alimento energético (300 kcal por cada 100 g), alcalinizante, calmante, diurético y algo laxante, que regula la circulación sanguínea, la presión arterial y el funcionamiento del corazón, y desintoxica el tubo digestivo y las vías respiratorias. La miel es también un poderoso antibiótico.

El polen y las flores. Estas son las propiedades generales de la miel, pero no todas las mieles tienen exactamente las mismas propiedades, sino que dependen de las flores de las que las abejas extraen el polen, de la edad de las abejas, del clima y de otros factores. Se considera que una miel es de un determinado tipo de flor cuando contiene un mínimo del 51% de néctar de esa flor; en otro caso será miel de milflores. Las mieles más oscuras suelen contener más minerales y menos sacarosa y glucosa.

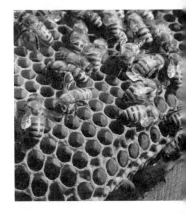

Ecología. Por otra parte, existe el serio peligro de que las abejas desaparezcan, debido a enfermedades como la varroasis y a la desorientación provocada por las emisiones de las antenas de teléfonos móviles.

Temperatura. La calidad de la miel varía en función de su manipulación posterior. Lo más importante es que la miel no contenga sustancias tóxicas procedentes de la contaminación ambiental o de productos químicos y medicamentos utilizados por los apicultores contra enfermedades de las abejas, y que no haya sido clarificada ni se haya calentado a una temperatura superior a los 40 °C (La miel no debe calentarse; con el calor, la miel pierde polen, enzimas y otras sustancias vitales).

La miel de calidad superior. Los panales de abejas no se encuentran cerca de polígonos industriales o campos de agricultura intensiva. • Las abejas no se alimentan con azúcar. • Las enfermedades de las abejas sólo se tratan mediante remedios naturales. • Sólo se recoge la miel completamente madura y no se somete a la acción del calor al envasarla. • El valor de diastasas señala el contenido en enzimas y es mayor cuanto mejor es la miel. Se establece un valor mínimo de 8 para todas las mieles y un valor mínimo de 30 para la miel de calidad. • En algunos países existen unos valores que regulan la calidad de la miel. El valor de HMF indica si la miel ha sido sometida a la acción del calor.

Estevia

¿Súper azúcar? La estevia (*Stevia rebaudiana*) es una planta originaria de Paraguay, donde crece de forma silvestre. Los indios guaraníes utilizaban las hojas de estevia para endulzar, y también por sus propiedades medicinales. Las empleaban desde tiempo inmemorial como cardiotónicas, hipotensoras, contra la acidez estomacal y para bajar el ácido úrico. Solían tomarlas en infusión, junto con la yerba mate.

Más potente que el azúcar. La hoja de estevia contiene una serie de compuestos glucósidos (esteviósido, 5-10%; rebaudiósido A, 2-4%; rebaudiósido C, 1-2% y dulcósido A, 0,5-1%) y posee un poder endulzante entre 200 veces (el extracto) y 300 veces (las hojas) más potente que el azúcar.

Ideal en caso de diabetes. Pero además de su extraordinario dulzor, lo más interesante de estos glucósidos es que no son metabolizados por nuestro organismo y, por lo tanto, no afectan ni a los niveles de glucosa en sangre ni, por supuesto, a la secreción de insulina. Esto la hace ideal para las personas que deseen tomar un azúcar alternativo que no sea químico ni calórico, especialmente los diabéticos y aquellos que sigan una dieta baja en carbohidratos.

En casa. La estevia no tiene contraindicaciones; cualquier persona puede tener alguna plantita de estevia. Algunos diabéticos toman una simple hojita de estevia en ayunas, sin dejar la medicación, y notan sus beneficiosos efectos.

La infusión se toma en un momento, pero se precisan unos 20 minutos para hacerla. En tisana es ideal para el invierno; se prepara como cualquier infusión de menta, manzanilla... Con una cucharadita es suficiente, que se corresponde a un gramo de estevia seca.

La estevia se comercializa en polvo y en forma líquida. Bastan dos o tres gotas para endulzar una taza de té o café. En la UE atraviesa momentos de incertidumbre.

Sirope de ágave

El sirope de agave (*Agave lechuguilla*) es un potente endulzante que se extrae de las hojas o pencas del agave, una planta suculenta similar al aloe vera, que procede del Caribe. Además de ser un posible sustituto del azúcar convencional, el ágave se valora, entre otras cosas, porque posee grandes cantidades de inulina, que se puede hidrolizar en parte en fructosa.

Cómo se obtiene. Para su elaboración se utilizan los ágaves «azul» y «magüey»; se corta la planta cuando ha crecido entre siete y diez años y se extrae la savia. La primera extracción se conoce como aguamiel, que en Centroamérica se bebe como un refresco. Si la savia se fermenta, en México se obtiene el «pulque», una bebida alcohólica. A través de un proceso enzimático se descomponen los carbohidratos en azúcares simples y luego se filtra y se concentra. Entonces obtenemos este sirope, un líquido de textura parecida a la miel cuyo poder endulzante es el doble que el azúcar común.

Absorción lenta. La diferencia entre siropes de ágave es grande, e interesa elegir los de más calidad, que son los de absorción lenta (se suele indicar en el etiquetado). El sirope de agave contiene dos componentes principales (70% fructosa y 25% glucosa) y se considera un excelente potenciador del sabor y el aroma (se necesita añadir menos cantidad a los alimentos para obtener el mismo sabor dulce).

La diferencia. El sirope de agave posee un bajo índice glucémico, es decir, no provoca un aumento tan drástico de los índices de glucosa como el azúcar común. Pero para su obtención se dan una serie de reacciones químicas que van a determinar, según como sea el proceso, la calidad del sirope. Si es muy procesado puede ser equivalente al jarabe o «fructosa« de maíz, poco aconsejable.

Prebiótico. Algunos siropes de agave son tan altamente refinados que su composición acaba siendo 100% fructosa, y no se les puede atribuir la riqueza y los beneficios de los fructo-oligosacáridos, muy abundantes en la planta y con propiedades prebióticas (ayuda a mejorar el tránsito intestinal y a reforzar el sistema inmunitario).

Melaza o «miel» de caña

La melaza se obtiene a partir del jugo de la caña de azúcar, que se concentra hasta formar una masa espesa de color marrón. Contiene además de azúcares (67%), vitaminas (todas las del grupo B menos la B_1) y minerales (hierro, cobre, calcio, magnesio). Se utiliza también para elaborar bebidas alcohólicas. La miel de caña más popular aquí es la que se elabora en Málaga desde hace muchos años, aunque recientemente han aparecido más.

Virtudes y usos. Es muy digestiva y está muy recomendada como endulzante para aquellas personas que tengan un estómago delicado, para ancianos o para convalecientes. Sin embargo, está contraindicada para las personas diabéticas porque es muy rica en azúcares simples y podría alterar su metabolismo.

Como producto altamente energético que es, resulta un buen complemento para quienes realizan trabajos físicos y mentales intensos o para deportistas. De hecho, muchos deportistas la toman mezclada con agua y un poco de vinagre de manzana para evitar las molestas agujetas.

Sirope de jugo concentrado de manzana (o de otras frutas)

Provienen exclusivamente de jugos de fruta concentrados, como la manzana y la pera. Los zumos se cuecen lentamente hasta que se reducen y adquieren una consistencia de jarabe denso. No son excesivamente dulces como otros edulcorantes, sino más bien de sabor acidulado. Ideal para preparados con frutas.

En casa. El sirope sirve para endulzar postres o bebidas,

Sirope de arce y sirope de savia

El **sirope de arce** suele llegar a los mercados desde los bosques de Canadá. Se presenta en varios grados, según el tiempo de cocción a que se haya sometido la savia. El grado A, de color ámbar claro, es el preferido para usos culinarios. Cuanto más oscuro sea el jarabe, más oligoelementos presenta, y si es puro, sin adulteraciones, se convierte en un edulcorante excelente.

El **sirope de savia** se elabora con la savia o sirope de arce de grado C, que es rica en potasio, calcio y hierro, y con savia de palma, obtenida de palmeras tropicales y que contiene la cantidad de sodio y potasio necesarios para el funcionamiento óptimo de las células y la desintoxicación del organismo, por eso se utiliza en naturopatía en curas de ayuno, que son cada vez más populares.

Mezclando las dos savias en la proporción correcta se obtiene el sirope de savia, que es muy rico en oligoelementos y otros nutrientes. Se suele tomar con zumo de limón, para que nos aporte lo que el organismo precisa para este tipo cura depurativa.

Siropes de cereales

Se obtienen con un método tradicional de malteado que une la cebada germinada (rica en enzimas) y un cereal cocido. Con este método se obtiene una malta rica en proteínas, minerales y azúcares complejos. El proceso de fermentación aumenta su valor nutricional y su digestibilidad, por lo que son altamente recomendables. En cuanto a los sabores, varían de un cereal a otro, los de maíz y arroz son más suaves que el resto.

Tienen la consistencia de un jarabe espeso, casi como la miel. Es fácil encontrarlos en tiendas de dietética y son muy útiles en la elaboración de mermeladas sin azúcar (no cristalizan) y también en preparaciones horneadas como los bizcochos, ya que tienden a mantener la humedad.

Al igual que los siropes de frutas, quedan muy bien, para preparar rellenos, como en las manzanas rellenas al horno.

Amasake

La fermentación del amasake se produce gracias al koji (el mismo fermento que se utiliza para hacer el miso, la salsa de soja, el tamari, el sake, mirin y vinagre de arroz). El koji es arroz blanco al que se le ha inoculado una espora. Cuando añadimos el koji al cereal cocido, no sólo rompe las estructuras de los carbohidratos, sino que también de las proteínas y grasas en formas mas simples y digestibles.

En dietéticas especializadas (tendencia macrobiótica) podemos encontrar amasake de diferentes cereales (de arroz, avena, mijo, etc…), y puede emplearse como: endulzante, por ejemplo en cremas de cereales para el desayuno, o como base para batidos con frutas, comerlo como un yogur, diluirlo y preparar bebidas nutritivas, tanto para el verano (tipo horchata) o el invierno, añadiéndole canela, jengibre, etc. O para acompañar postres de frutas (fresas, tartas de frutas, etc.).

Queda sabroso si le añadimos algarroba en polvo, con lo que se obtiene una bebida «chocolateada» caliente.

Yacón

Es un tubérculo (*Smallanthus sonchifolius*) que ayuda a adelgazar, contiene antioxidantes, favorece el colesterol bueno y es rico en inulina (ayuda a eliminar el exceso de colesterol nocivo). Es también excelente para los diabéticos, porque ayuda a reducir el nivel de glucosa en sangre.

En Japón están investigando las posibilidades endulzantes y terapéuticas de cinco variedades distintas de yacón; se considera que podrá contribuir de forma decisiva a eliminar, o a reducir sustancialmente, el nocivo azúcar blanco sin tener que recurrir a productos químicos de la industria.

Las raíces del yacón son muy ricas en inulina y fructooligosacáridos (FOS) que, al no poder ser hidrolizados por el organismo humano, atraviesan el tracto digestivo sin metabolizarse, lo que nos da un aporte de calorías inferior a las de la sacarosa. Es excelente en dietas hipocalóricas y en caso de diabetes.

Prebiótico. Los FOS y la inulina se consideran alimentos «funcionales». En este caso, la fermentación por la microflora conlleva una mejor actividad de funciones del colon, como el aumento fecal. También posee efectos fisiológicos que estimulan el crecimiento de bífidobacterias en el colon, que permiten regular la putrefacción de los residuos en el intestino grueso, con lo que la concentración de toxinas será menor y se reduce el riesgo de que se produzcan trastornos en el aparato digestivo, como el cáncer de colon. Es, en resumen, un excelente alimento dietético.

Como endulzante natural. Tradicionalmente el yacón era apreciado por su textura crujiente y sabor dulce, pero ahora además tenemos a nuestro alcance un poderoso edulcorante natural bajo en calorías, que además favorece la regeneración de la microflora intestinal.

En la cocina. Con yacón podemos hacer todo tipo de tartas y postres, turrón y platos dulces, así como elaborar mermeladas y siropes.

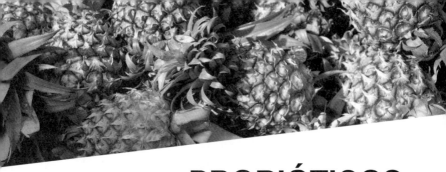

PROBIÓTICOS Y SÚPER SUPLEMENTOS DIETÉTICOS

Superfoods y flora intestinal

En la flora intestinal humana existen más de 400 especies de microorganismos, que tienen como principal función limitar en el intestino el crecimiento de los que son nocivos –patógenos– e interactuar con substratos no absorbidos de la dieta. La flora intestinal puede ser muy vulnerable. En los adultos varía notablemente dependiendo de varios factores como: la alimentación, los genes, los tratamientos con antibióticos, el estrés, infecciones, edad, enfermedades hepáticas, renales o cáncer.

Mientras que el tracto intestinal contiene relativamente pocas bacterias, el número se incrementa enormemente en el colon, en donde residen alrededor de 10 elevado a 11 de bacterias por gramo en un total de 1 kg de contenido intestinal. Igualmente se dan una serie de complejas transformaciones en el intestino delgado superior e inferior relacionados con la buena salud de nuestra flora intestinal.

Prebióticos, probióticos y simbióticos

Los alimentos y complementos nutricionales prebióticos son ingredientes no digeribles de la dieta que estimulan el crecimiento o la actividad diversos tipos de bacterias beneficiosas en el colon.

Los probióticos son microorganismos vivos y frágiles que, al ser agregados como suplemento en la dieta, favorecen el desarrollo de la flora intestinal.

■ **Prebióticos.** Los prebióticos son ingredientes de los alimentos (carbohidratos de cadena corta), normalmente de origen vegetal, no digeribles por los jugos gástricos, que estimulan de forma selectiva el crecimiento y la actividad de las bacterias en el colon.

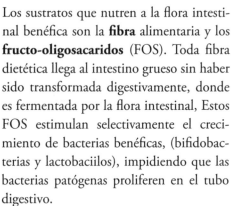

Los sustratos que nutren a la flora intestinal benéfica son la **fibra** alimentaria y los **fructo-oligosacaridos** (FOS). Toda fibra dietética llega al intestino grueso sin haber sido transformada digestivamente, donde es fermentada por la flora intestinal, Estos FOS estimulan selectivamente el crecimiento de bacterias benéficas, (bifidobacterias y lactobaciilos), impidiendo que las bacterias patógenas proliferen en el tubo digestivo.

Las **principales fuentes** de prebióticos son: miel, levadura de cerveza, cebolla, espárragos, centeno, alcachofa, plátano, sirope de arce, avena, ajo, achicoria, remolacha… La soja por ejemplo, es una buena fuente de fibra soluble e insoluble, cuyos efectos favorables en el tránsito digestivo, la eliminación del colesterol y la glucemia son bien conocidos.

La **inulina** y la **oligofructosa** son fibra dietética y otro ejemplo de prebióticos. Se trata de carbohidratos de estructura compleja y cadena corta, que pasan sin digerir del intestino al colon, en donde las bacterias colónicas se encargan de ellos en un proceso que ayuda a aliviar las diarreas producidas por infecciones intestinales y nutre las células del intestino grueso.

Se encuentran en alimentos como el trigo, el ajo, la cebolla, los espárragos, el puerro, la remolacha, la alcachofa y la raíz de achicoria.

Y son también importantes para mantener la función de las células intestinales, disminuyen el pH colónico evitando la posibilidad de desarrollar cáncer de colon. Por otro lado, estimulan la inmunidad del tubo digestivo para prevenir infecciones intestinales y eliminar toxinas.

Asimismo, al modular positivamente la fisiología del tracto gastrointestinal, aumentan el peso de las heces y la frecuencia de evacuación intestinal.

Los prebióticos controlan, durante el tránsito intestinal, la absorción de grasas y facilitan la absorción del calcio y otros minerales, además de colaborar activamente en la síntesis de vitaminas del complejo B y de la vitamina K.

■ **Probióticos:** El concepto de «probiótico» nació en 1907 de las observaciones del Premio Nobel Elie Metchnikoff, biólogo ruso, que establecía una relación entre la longevidad de los búlgaros y su consumo de productos lácteos fermentados. Como término fue propuesto recientemente, en 1974, para denominar las fuentes microbianas utilizadas en la alimentación animal, para contrarrestar los efectos negativos de los antibióticos y reforzar su eficacia.

Desde entonces se han llevado a cabo muchas investigaciones para conocer mejor los efectos sobre la salud humana. Hoy se sabe que los probióticos son alimentos con microorganismos vivos que, al ser añadidos a la dieta como suplemento, aumentan el desarrollo de la flora microbiana en el intestino, y estimulan las funciones protectoras del sistema digestivo.

Los principales probióticos son los **lactobacilos**, las **bifidobacterias** y las **levaduras**. Poseen muchos beneficios para la salud (en caso de diarreas, toma de antibióticos, trastornos gastrointestinales, úlcera péptica, intestino irritable, colon irritable…).

Los yogures, el kéfir y la leche fermentada son una fuente clásica para abastecernos de probióticos. Las personas que no puedan o tomar leche o lácteos ahora pueden disponer de probióticos en otros alimentos (panes, galletas, zumos…) y en suplementos dietéticos.

■ **Simbióticos.** La combinación de prebióticos con probióticos permite aprovechar más los beneficios y se ha definido como simbiótica. Se ha descrito un efecto sinérgico entre ambos, con excelentes efectos para la salud. El mejor ejemplo de alimento simbiótico es la leche materna.

Complementos dietéticos. Los clásicos

Tanto el polen como la levadura de cerveza o el germen de trigo han formado parte de los pequeños trucos nutricionales que contribuyen a reforzar cualquier dieta, y en especial la alimentación de tipo naturista-vegetariana clásica, hoy en día felizmente más amplias, con la llegada a nuestras cocinas de proteínas vegetales, desde el seitán a los derivados de la soja (tempeh, tofu, miso), los preparados de semillas (como el tahini, elaborado con sésamo), o las combinaciones óptimas de alimentos que aumentan su valor proteico, como las de los cereales con las legumbres. Una gran mayoría de complementos nutricionales clásicos (germen de trigo, levadura de cerveza, brotes de semillas germinadas, polen, algas…) será siempre preferible a las pastillas. Además, suele estar al alcance de todos, así como el refuerzo que puede otorgarnos un determinado alimento concreto, como puede ser por ejemplo la avena, que podemos convertir en un súper cereal si la utilizamos como refuerzo, o en una mono dieta de varios días.

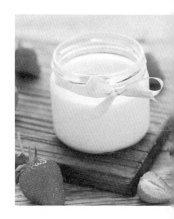

■ **Clásicos y nuevos.** La tradicional jalea real ha dado paso a un sinfín de suplementos: desde los adaptógenos, como el ginseng; aceites, como el de ajo; la cinarina o concentrado de alcachofa; la arginina presente en las palomitas de maíz; enzimas como la bromelina de la piña; betaglucanos que ayudan contra el colesterol, fortalecen las defensas y aparecen en la avena; o hasta el ginkgo biloba y la fosfatidilserina, aliados del cerebro y la memoria.

■ **Una larga lista.** Más: los fructooligosacáridos (FOS), beneficiosos para el sistema digestivo; la glucosamina (bienestar para los ligamentos); el hipérico, rebautizado como nuevo "prozac" natural; la luteína (presente en muchas verduras) para la vista; antiinflamatorios naturales como la quercetina y el harpagofito o «garra del diablo» (*Harpagophytum procumbens*); las proantocianidinas presentes en las semillas de uva y el picnogenol de la corteza de pino; la humilde regaliz (*Glycyrrhiza glabra*); la silimarina del cardo mariano (*Sylibum marianum*) benefactora del hígado…

La relación de sustancias interesantes es, naturalmente, mucho más extensa y cada año siguen apareciendo nuevos hallazgos interesantes. Hoy existen muchos motivos en favor de los complementos o suplementos dietéticos y de la comida «superfood en general». Tanto si se trata de recuperar los nutrientes de los alimentos que se pierden en la agricultura convencional, como para evitar la desnaturalizada comida precocinada, existen muchos argumentos, como retrasar el envejecimiento (antioxidantes); en caso de carencias (multivitamínicos); para dar un poco más de energía añadida al organismo o para mejorar nuestro rendimiento intelectual… Disponemos de complementos y suplementos nutricionales con extraordinarias posibilidades. Nos ayudan a envejecer menos y a mantener o recuperar la salud.

¿Cuántos suplementos dietéticos existen?

Podemos considerar cuatro grandes grupos de suplementos dietéticos en forma de comprimidos, cápsulas, 'perlas' o similares:
- Multinutrientes
- Antioxidantes
- Ácidos grasos esenciales
- Probióticos.

Multinutrientes

Se componen sobre todo de vitaminas y minerales, están al alcance de todos y son los más vendidos y populares. Es común encontrar suplementos de hierro o calcio, selenio… El silicio, por ejemplo, da hermosos toques de vida a la piel y cabello; es necesario para el normal funcionamiento de las glándulas suprarrenales y lo hay en los espárragos, zanahorias, apio, lechuga, perejil, tomates, calabaza, avena (y otros cereales integrales) y en las lentejas.

En general, en el organismo disponemos de cantidades notables de algunos minerales. Otros, como el flúor, el yodo, el zinc, el cobre, el selenio, el manganeso, el rubidio y el litio se encuentran en cantidades microscópicas y son los oligoelementos. Pero todos ellos son esenciales para las células corporales y resultan tan importantes para la salud como las vitaminas.

Ácidos grasos esenciales

Los ácidos grasos pueden considerarse como «las unidades básicas» de las grasas. Se llaman «esenciales» porque el organismo no puede sintetizarlos, sino que únicamente puede adquirirlos a través de la alimentación, como los Omega-3 y Omega-6. Algunos ácidos esenciales, como el ácido linoleico y el ácido linolénico son precursores de las prostaglandinas, que regulan la función celular. Un buen funcionamiento del cerebro, compuesto de grasas de alta calidad biológica en un 60%, también depende de un aporte apropiado de AGE.

Las fuentes principales están el pescado azul, pero los científicos nos dicen que la alimentación actual es pobre en el aporte de Omega-3: los ácidos alfa linolénico (ALA), estearidónico (SDA), eicosapentanoico (EPA) y docosahexaenoico (DHA).

En cambio, el Omega-6 está presente en mayor cantidad en alimentos variados como: arroz, pan integral, muesli, huevos bio, aguacate, aceitunas, frutos secos, y los aceites de maíz, de girasol o de sésamo.

Los antioxidantes, un buen aliado

El organismo es incapaz por sí solo de neutralizar el exceso de los nocivos radicales libres; agentes que propician el envejecimiento y la aparición de enfermedades. Para ello recurre a la reserva de nutrientes que hoy conocemos como antioxidantes, así que la mejor forma de evitar el exceso de radicales libres es mantener una dieta sana y equilibrada, rica en antioxidantes.

Hace casi veinte años que se habla de los alimentos antioxidantes para hacer frente a los radicales libres responsables del envejecimiento y de muchos trastornos de salud. Los científicos más estrictos reconocieron inicialmente cuatro: las vitaminas E y C, el selenio y los betacarotenos precursores de la vitamina A. Hoy sabemos que existen muchos más, como la **quercetina** (calabaza, cebolla, uva negra, brócoli), las **antocianinas** (moras, frambuesa), los **indoles** (coles, nabo, rábanos, berros, mostaza), la **clorofila** (hortalizas de hoja verde) o el **licopeno** (tomate).

Vitamina C. La podemos obtener comiendo frutas frescas y crudas: todo tipo de cítricos, kiwi, fresas, piña, mango… y en verduras y hortalizas como el tomate, los pimientos y todo tipo de coles.

Vitamina E. La encontraremos en el germen de trigo, aceite y derivados de la soja, cereales de grano integral, aceite de oliva, vegetales de hoja verde y en los frutos secos.

Betacaroteno. Posee conjuntamente las propiedades de la vitamina A y de los antioxidantes que actúan sobre los radicales libres. Posee un efecto beneficioso en caso de procesos inflamatorios y de envejecimiento. Las verduras de color verde o rojo/amarillento (zanahoria, espinacas, calabaza…) son ricas en carotenos. También algunas frutas, como los albaricoques, cerezas, melón y melocotón.

Polifenoles antioxidantes. Contribuyen en la protección de numerosas enfermedades (cardiovasculares, osteoporosis, cáncer…) y retrasan el proceso de envejecimiento. No conviene excederse en su consumo, ya que en cantidades elevadas pueden limitar la absorción de hierro en el organismo. Se encuentran en todo tipo de frutas, en la uva especialmente, y verduras frescas, chocolate, té verde, vino y frutos secos.

Coenzima Q10

La coenzima Q10 es cada vez más conocida porque, además de ser muy amiga de la piel y la dentadura, recarga de energía para todo el día a las personas mayores de 45-50 años, que es cuando el organismo deja de producirla de forma natural.

Normalmente la encontramos en forma de suplemento dietético, en pastillas, o bien unida a complejos multivitamínicos, y es también uno de los descubrimientos cosméticos recientes de las cremas antiaging. Su acción antioxidante es similar a la de la vitamina E y K: inhibe la destrucción celular por los radicales libres porque los neutraliza mediante reacciones de oxigenación.

El organismo la produce sin problemas a partir de ciertos alimentos y tiene un potente efecto antienvejecimiento, sobre todo para la piel. Pero a partir de los cuarenta años, más o menos, se reduce enormemente su producción; por eso es aconsejable obtenerla adicionalmente, bien sea con un suplemento dietético, o incrementando –bastante– el consumo de soja y frutos secos. Lo ideal sería un aporte diario de 30-60 mg, pero depende de las condiciones y estilo de vida de cada persona.

15 súper suplementos adaptógenos

Las sustancias adaptógenas se conocen desde hace algo más de 50 años y se sabe que, en otras importantes funciones, inciden muy favorablemente en el sistema inmunitario- La sustancia adaptógena más popular es la equinácea (*Echinacea purpurea*), hoy ampliamente conocida, y también la ashwagandha (*Withania somnífera*), conocido como «el ginseng de la India».

Hasta ahora se sabe que poseen formalmente un poder adaptógeno alrededor de treinta plantas más, algunas procedentes de la medicina tradicional ayurvédica de la India. Existen decenas de otras plantas en estudio, menos conocidas, pero no por ello menos eficaces.

1. Amalaki (*Emblica Officinalis*)
2. Anón (*Annona squamosa*)
3. Arándano negro (*Vaccinium myrtillius*)
4. Ashwagandha (*Withania somnífera*). Withania o ginseng de la India
5. Astrágalo (*Astragalus membranaceous*)
6. Eleuterococo (*Eleutherococcus senticosus*). El ginseng siberiano
7. Esquizandra (*Schizandra chinensis*). Wuweizi
8. Ginkgo (*Ginkgo biloba*)
9. Ginseng (*Panx ginseng*)
10. Gotu kola (*Centella asiatica*)
11. Maca (*Lepidium peruvianum*). El ginseng del Perú
12. Nim (*Azadirachta indica*)
13. Regaliz (*Glycyrrhiza glabra*)
14. Rodiola (*Rhodiola roseo*)
15. Suma (*Pfaffia paniculata*). El ginseng del Amazonas

Fórmula personal

El escritor Fernando Sánchez-Dragó es uno de los grandes defensores de los suplementos. Tras ocho matrimonios y una cuarta paternidad a los 75 años, y con varios bypass de corazón en el cuerpo, mantiene una notable actividad. No todos los 70 compuestos que forman parte a diario de su «elixir de la eterna juventud» son de origen natural, pero asegura que le funcionan muy bien. Entre ellos están: polvo de caparazón de cangrejo, un yogur, una cucharada de polen, otra de lecitina de soja, ginseng rojo, jalea real fresca, un multivitamínico reforzado con antioxidantes (como la astaxantina, un carotenoide), espirulina, aceite de onagra, dos dientes de ajo, una cucharada de sirope de arce, una pastilla de selenio y una cápsula de coenzima Q10, tres cápsulas de "uña de gato" (Uncaria tormentosa), otras tres de ginkgo biloba, equinácea (Echinacea purpurea), palmeto (Serenoa repens) para la próstata, cordyceps del Tíbet, productos nutracéuticos, melatonina, resveratrol… Sánchez-Dragó comenzó a elegir los ingredientes de su "fórmula" en la década de 1980; la ha ido «perfeccionando» con los años, al seleccionar los pequeños y grandes descubrimientos que iba haciendo en sus viajes por todo el mundo. Destacan entre sus hallazgos la seta reishi y la enzima superóxido dismutasa (SOD), sobre la que existe un gran interés científico, pero aún se conocen poco sus efectos como suplemento dietético.

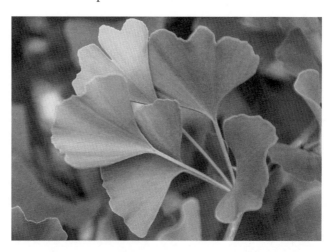

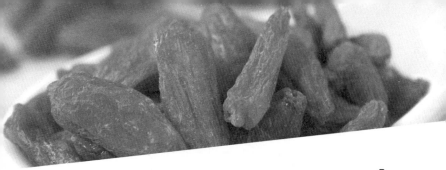

PARA SABER MÁS

Libros

Barnard, Neal. *Alimentos que combaten el dolor.* Ed. Paidós.

Bischoff, Dr. Stephan y M. Schuster. *Cocina vital anti-envejecimiento.* Ed. Hispano Europea.

Black, Jessica K. *El libro de la dieta y de recetas contra la inflamación.* Ed. Obelisco.

Bradford, Montse. *Algas, las verduras del mar.* Ed. Océano.

Carper, Jean. *Remedios milagrosos.* Ed. Urano.

Curto, Loli. *Disfruta de la macrobiótica.* Ed. Océano.

Fernández, Dra. Odile. *Mis recetas anticáncer.* Ed. Urano.

Green, Shia. *Tempeh, la mejor proteína vegetal.* Ed. Océano.

Herp, Blanca. *Cómo curan los zumos verdes.* Ed. RBA.

Herp, Blanca. *El nuevo libro de la cocina natural.* Ed. RBA.

Herp, Blanca. *La cura de uvas.* Ed. Robin Book.

Meltzer, Dr. Barnet. *La alimentación equilibrada.* Ed. Océano.

Mérien, Desiré. *La combinación de los alimentos.* Ed. Integral.

Pros, Dr. Miquel. *Cómo cura la avena.* Ed. Integral.

Remartínez, Dr. R. *Vitalidad y alimentación racional.* Ed. Cymys.

Torres, Laura. *Nuevas bebidas.* Ed. Océano.

Vv. Aa. *La gran guía de la composición de los alimentos.* Ed. Integral.

Weil, Dr. Andrew. *¿Sabemos comer?* Ed. Urano.

Zaplana, Carla. *Superfoods.* Ed. Planeta.

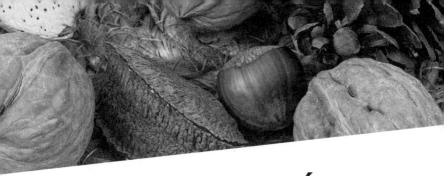

ÍNDICE

Índice

Índice

Títulos de la colección Básicos de la salud

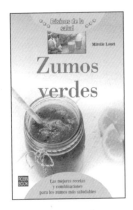

Zumos Verdes
Mirelle Louet

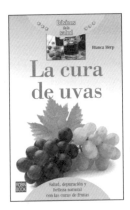

La cura de uvas
Blanca Herp

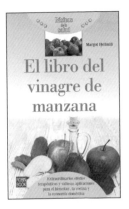

El libro del vinagre de manzana
Margot HellmiB

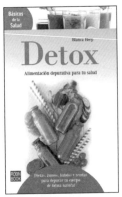

Detox
Blanca Herp

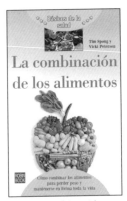

La combinación de los alimentos
Tim Spong y
Vicki Peterson

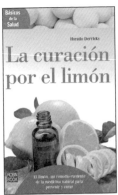

La curación por el limón
Horatio Derricks